MENINGITI:

TRA MISTIFICAZIONI E MISTERI

GIROLAMO GIANNOTTA

ISBN: 1541274121
ISBN-13: 978-1541274129

DEDICA

Il libro è dedicato a tutti coloro che hanno voglia d’informarsi.

CONTENUTO

PREFAZIONE

La mia unica raccomandazione che rivolgo a voi tutti è quella di non utilizzare le informazioni ivi contenute per adottare decisioni personali circa la necessità o meno di vaccinarsi: quello che ho prodotto serve per far riflettere chi deve prendere le giuste decisioni in tema di salute pubblica. A voi il compito di spingere le suddette autorità alla necessaria riflessione.

Fatta questa doverosa premessa, il libro è il risultato della consultazione di un'ampia letteratura medica che comprende oltre 500 articoli dedicati al meningococco. Il mio intento è quello di farvi capire che si tratta di un batterio dotato di grandi capacità di adattamento grazie alla grande plasticità genomica che lo caratterizza. Questa plasticità gli consente di modificare in continuazione i suoi antigeni ed i suoi enzimi e di adattare l'espressione dei suoi geni alle condizioni ambientali delle nicchie ecologiche che lo ospitano.

Da queste poche considerazioni si evince immediatamente che esistono poche possibilità reali di eliminarlo dalla scena con delle campagne vaccinali che spesso creano le condizioni per modificare la capsula, contro la quale sono diretti tanti vaccini, e lasciano spazio nella nicchia ecologica per il rimpiazzamento del sierogruppo.

Ampio spazio è dedicato alla trasmissione sessuale dei meningococchi che inaugurano nuovi scenari non ancora studiati a fondo.

Particolare attenzione è poi dedicata ai portatori sani (carrier), che da un lato rappresentano un target vaccinale, e dall'altro sono in grado, in questa condizione, di produrre autonomanente la loro immunità naturale che li difende dalla malattia invasiva (IMD) molto meglio della vaccinazione poiché l'immunità così prodotta è più allargata a causa di una cross-reattività già dimostrata.

Infine, ho trattato il *"Caso Toscana"* ed una particolare attenzione è stata rivolta alla clinica della IMD, laddove ho cercato di indicare i diversi quadri clinici ed i sintomi che li caratterizzano, allo scopo di identificare precocemente quelle entità che non hanno un decorso fulminante, e che per tale motivo concedono tempo ai sanitari ed al malato.

Capitolo 1

IL MAGNIFICO TRASFORMISTA

È impossibile capire quello che si sta verificando in varie parti del mondo senza una preliminare conoscenza del batterio e del suo comportamento in condizioni normali e patologiche. Di norma, la risposta degli scienziati e delle Autorità Sanitarie chiamate ad affrontare il problema del verificarsi di casi di malattia invasiva da meningococco (IMD), anche in comunità ampiamente vaccinate, è monotematica: **vaccinare quanta più gente è possibile**. Naturalmente è una strategia perdente sul lungo periodo e le decisioni che dovrebbero essere prese sono pesanti, non verranno mai adottate e non possono essere lasciate al libero arbitrio del singolo individuo. Se un soggetto od un gruppo di soggetti decidono di non vaccinarsi, prendono delle decisioni che non spostano il rischio di insorgenza di nuovi ceppi ipervirulenti. Viceversa, se le autorità sanitarie prendono la decisione di abolire le attuali campagne vaccinali (state tranquilli non lo faranno mai), accetteranno un aumento dei casi a breve termine, che rappresenta il prezzo da pagare per rimediare ad una condizione drammatica che si manifesterà in tutta la sua gravità nel medio-lungo periodo. Siccome, nella migliore delle ipotesi, ormai si ragiona in termini temporale striminziti, la lungimiranza non è dote acquisita da chi detiene il potere decisionale. Di tale condizione io mi sono fatto la mia ragione e voi dovrete seguirmi a ruota.

La capsula

Uno dei principali meccanismi utilizzati per sfuggire alla ricognizione del sistema immunitario è quello di variare in continuazione la struttura della capsula. La capsula polisaccaridica è la struttura antigenica più esterna, posta sulla superficie esterna del meningococco, ed è la prima struttura che prende contatto con gli elementi del sistema immunitario mucosale ed umorale. La perdita del polisaccaride capsulare incrementa l'abilità dei meningococchi di colonizzare il nasofaringe ed aiuta ad evitare i sistemi di difesa umana (1). Il meningococco è capace di cambiare il suo polisaccaride capsulare trasformando il suo materiale genetico, operazione che gli consente di virare da un sierogruppo all'altro in risposta alla pressione immunologica che consegue ad una campagna di vaccinazione di massa. In aggiunta, la variazione antigenica del lipopolisaccaride produce altri utili mutamenti per il batterio. Naturalmente, tutti i mutamenti antigenici registrati sono sottesi da mutamenti che si sono realizzati nel patrimonio genetico del meningococco. Così, lo scambio allelico di materiale genetico e l'incorporazione di DNA estraneo, sono utili mezzi per produrre altre variazioni. Ne risulta la genesi di nuovi ceppi sieroconvertiti capaci di produrre malattia invasiva che impongono decisioni da adottare che quasi mai arrivano per tempo.

La capsula dei sierogruppi B, C, W, X ed Y contiene acido sialico in diverse strutture, mentre la capsula del sierogruppo A contiene *N-acetyl-D-mannosamine-1-phosphate* (2). Quasi tutte le capsule sono immunogene nell'uomo, ad esclusione di quelle del sierogruppo B che ha la capsula che assomiglia alle cellule umane. Infatti, è evidente la mimicità della capsula di questi sierogruppi che hanno omopolimeri di acido sialico strutturalmente identici con una molecola di adesione delle cellule nervose umane detta NCAM (*neural cell-adhesion molecule*) che è cruciale per la plasticità funzionale del sistema nervoso centrale e periferico (3). Inoltre, esiste una similarità genetica nella struttura dei loci della capsula dei sierogruppi B, C, W ed Y, ma non nel sierogruppo A. Questa condizione sembra favorire lo scambio orizzontale, tra differenti sierogruppi, di porzioni dell'operon che presiede alla biosintesi della capsula, che poi porta ad ottenere mutamenti della composizione della stessa (4). La drammatica conseguenza è che l'induzione di anticorpi anti-capsulari, ottenuta in seguito ad un evento naturale, o come effetto desiderato dalla campagna vaccinale, diventa inefficace nel controllare o prevenire la diffusione del patogeno.

Gli effetti epidemiologici della commutazione della capsula

Quasi tutte le malattie invasive da meningococchi sono prodotte da organismi che esprimono uno dei cinque più importanti antigeni capsulari. La capsula è in grado di proteggere il batterio dalla fagocitosi mediata dalle opsonine durante l'infezione disseminata (5). La trasformazione del DNA, con la successiva ricombinazione dei geni per la capsula, produce una diversità antigenica tra i ceppi di *N. meningitidis*. Il meccanismo genetico coinvolto nella commutazione dei geni della capsula da B a C, seguito dalla commutazione da C a W-135, è stato identificato, ma i siti della ricombinazione non sono ancora definiti (6). Risulta così evidente come si possono produrre ceppi ricombinanti, utilizzando un meccanismo genetico che agisce per mezzo della commutazione della capsula. Così, **da un precedente sierogruppo B o C si arriva facilmente ad un sierogruppo W**. Infatti, i meningococchi di sierogruppo C, con genotipi simili a cloni di sierogruppo B, sono in grado di provocare epidemie e sono il risultato del *rimontaggio della capsula* (7). **La commutazione della capsula dai sierogruppi virulenti C ed Y al sierogruppo B**, per mezzo dell'espansione clonale, è un meccanismo attraverso il quale la "*malattia da rimpiazzamento*" del sierogruppo B può verificarsi dopo l'introduzione del vaccino coniugato contro il sierogruppo C ed Y (8). Nonostante questo rischio teorico, fino ad ora, la commutazione della capsula non si sarebbe verificata dopo l'introduzione del vaccino coniugato monovalente del sierogruppo C, ma la copertura vaccinale più estesa con altri sierogruppi, concettualmente, potrebbe avere un effetto maggiore (6). Il prof. **Giorgio Bartolozzi** nel 2012 (9), affermava che: "*Indipendentemente dal cambiamento dei polisaccaridi della capsula, esiste sempre la possibilità che ci sia di continuo la sostituzione dei meningococchi nel nasofaringe, soprattutto dopo l'impiego routinario del vaccino contro il meningococco C: tuttavia non ci sono prove che sia avvenuto nel Regno Unito il fenomeno della sostituzione caratteristico degli pneumococchi*".

Comunque sia, **la capsula può essere sostituita nell'ambito di 4 sierogruppi di meningococchi**. Infatti, la commutazione della capsula della linea virulenta delle *N. meningitidis* di sierogruppo

A, C, Y e W-135 (ora coperti da vaccino quadrivalente specifico) può condurre alla selezione di ceppi virulenti addizionali di sierogruppo B. Tutto questo perché il cambiamento della struttura antigenica, ottenuta dal mutamento del polisaccaride della capsula, è la principale strategia messa in campo da questi batteri per sfuggire al riconoscimento operato dal sistema immunitario dell'ospite umano. La commutazione della capsula è stata riscontrata in Canada e Spagna dopo l'adozione della vaccinazione di massa (10) e nella Repubblica Ceca durante un'epidemia (11).

Nel 2000, un clone del sierogruppo W-135 (*clone Hajj*) è emerso tra i pellegrini che erano andati a La Mecca, ha prodotto un'epidemia di malattia meningococcica nel sub-Sahara ed in molte parti del mondo. Geneticamente, tale clone epidemico portava il complesso clonale ST-11 che tipicamente si associa ai ceppi di sierogruppo C che provocano malattia invasiva (IMD). Questa storia è stata approfondita in un altro capitolo di questo libro.

Gli effetti epidemiologici della pressione immunologica vaccinale.

Quando hanno iniziato le campagne vaccinali contro il meningococco si sono dimenticati delle caratteristiche del germe, e nessun folle avrebbe potuto sperare di produrre un vaccino efficace in grado di contrastare efficacemente un germe che della variabilità antigenica fa una ragione importante della sua vita. Così, si è progressivamente diffusa la vaccinazione anti MenC e con essa è emerso il ceppo B:2a:P1.5 che indica come una forte pressione immunologica possa selezionare questi tipi di ceppi, che sono poi in grado di eludere la risposta immunitaria prodotta durante la vaccinazione. Naturalmente la volata, ed il fallimento occasionale, della campagna contro il MenC ha prodotto l'altra opportunità del mercato: il vaccino contro il meningococco B. Creato il nuovo bisogno di salute, non resta altro che incamminarsi sulla via della sperimentazione di massa che è ammantata dalla dicitura: **"Vaccino soggetto a monitoraggio supplementare"**.

Per rimanere coerenti con quanto finora detto, vi ricordo che la sostituzione del sierogruppo C 2a:P1·5; ST-11 con il sierogruppo

B 2a:P1·5; ST-11 può facilmente realizzarsi in una popolazione immunizzata con un vaccino anti-meningococco C, anche se il complesso clonale tipico del sierogruppo B è diverso. Se non basta, vi aggiungo che in *Burkina Faso* nel 2010 è stato introdotto il primo vaccino coniugato anti-meningococco A e nel 2012 qui si è diffuso il sierogruppo W di *N. meningitidis* testimoniando il rimpiazzamento dopo l'introduzione del vaccino MenA (12). Inoltre, **deve esiste la preoccupazione quando si introduce un vaccino monovalente e l'isolato virulento esprime la capsula bersaglio del vaccino** perché significa che ha acquisito geni codificanti la capsula dal suo ambiente tramite il trasferimento genico orizzontale che aiuta ad eludere il sistema immunitario. Trasferendo questi concetti alla questione meningiti della **Toscana**, la maggior parte degli isolati, provenienti da casi di IMD, sono ceppi ipervirulenti che **esprimono la capsula del sierogruppo C, sotto intensa campagna vaccinale anti-meningococco C**.

La mia insistenza sulla capsula ha il suo razionale: è responsabile della sopravvivenza dei batteri nel sangue, rende difficile il processo di uccisione mediato dal complemento od ostacola la fagocitosi, indipendentemente dalla presenza di opsonine (13). Inoltre, negli isolati ottenuti dai tamponi eseguiti sui portatori, la *N. meningitidis* può avere o non avere la capsula; mentre gli isolati da sangue e liquor cerebrospinale (CSF), dai casi di IMD, sono invariabilmente capsulati.

Gli effetti aggiuntivi dei lipopolisaccaridi.

Anche i lipopolisaccaridi (LPS) possono andare incontro a variazioni antigeniche modificando l'attività di uno o più enzimi coinvolti nella sintesi della catena oligosaccaridica, modificando i LPS, o aggiungendo acido sialico (14). Come detto altrove, nei LPS dei meningococchi manca l'unità ripetuta di antigene O che esiste in altri germi capsulati e questa struttura diventa LOS (lipo-oligosaccaride). I LOS producono nel sistema di classificazione gli immunotipi, che sono indicati dalla lettera L e da un numero che segue. Esistono 12 immunotipi (L1-L12). Così, è facile trovare le forme L3, L7 ed L9 negli isolati dal sangue da casi di IMD, che possono contribuire all'immuno-evasione; mentre gli isolati dei portatori sono più spesso L1, L8 ed L10 (15). L'effetto combinato della capsula e dei LOS può condizionare l'adesione e l'invasione batterica, mentre l'incorporazione di acido sialico nella capsula e nel LPS rende i batteri meno visibili al sistema immunitario, poiché l'acido sialico è normalmente presente sulle cellule dell'organismo umano.

La risposta immune all'infezione da *N. meningitidis*

L'immunità mucosale è la prima linea di difesa contro l'infezione da meningococco, ed è in genere efficace per prevenire la malattia clinica. Per tale motivo, il batterio sviluppa diversi meccanismi che gli consentono di evadere la risposta mucosale dell'ospite (16). Le proteine del complemento sono importanti per la difesa contro i meningococchi e quei soggetti con deficit di questo sistema hanno un accresciuto rischio d'infezione (17). Gli anticorpi sono un potenziale attivatore del complemento durante la fase di difesa contro l'IMD. Nel corso dell'infezione con meningococchi, l'immunità adattativa può essere acquisita da infezioni contratte con le *N. meningitidis* patogene, o con infezioni da non patogeni che possono indurre immunità crociata protettiva.

La commutazione della capsula e le epidemie

La commutazione della struttura della capsula è uno dei meccanismi genetici che gli consentono di **cambiare il fenotipo** della stessa capsula con la conseguenza che le epidemie possono iniziare ed essere mantenute con questo mezzo. Questo consente al sierogruppo originario di evadere il sistema immunitario ed il sierogruppo sfuggito alla ricognizione del sistema immunitario ora diventa la causa dominante dell'epidemia. La commutazione della capsula si verifica quando il nasofaringe di una persona è co-colonizzato con ceppi di meningococco, e nella fase della pressione immunologica che spinge il batterio a cambiare il suo materiale genetico destinato alla produzione della capsula, per superare la rilevazione da parte del sistema immunitario (18). La commutazione della capsula sembra essere la causa responsabile di un'epidemia dovuta al sierogruppo W-135 (*clone Hajj*) che si è verificata nel 2000 a La Mecca (Arabia Saudita) e da qui poi si è passati ad una diffusione globale del ceppo che ha provocato un'epidemia nel *Burkina Faso* (19). Nel 1990 in Oregon la commutazione della capsula di un ceppo di sierogruppo B diede vita ad un'epidemia ed alla genesi di un ceppo di sierogruppo C che era geneticamente indistinguibile dall'originale ceppo di sierogruppo B (19).

Effetti delle campagne vaccinali

La mia preoccupazione maggiore è che la campagna vaccinale di massa, che non usa vaccini diretti contro tutti i maggiori sierogruppi, possa provocare un incremento dell'incidenza della malattia meningococcica provocata dai ceppi non inclusi nel vaccino. La commutazione della capsula consente di realizzare questa condizione. Inoltre, la malattia meningococcica può essere incrementata in associazione con i mutamenti della parte non capsulare delle proteine della membrana esterna dei meningococchi B. Nel Maryland, si è avuto un incremento dell'incidenza dei meningococchi C ed Y in associazione con un esteso trasferimento di proteine sul versante esterno della membrana del batterio. Il trasferimento orizzontale del gene produce un grosso cambiamento antigenico nella *FetA* e nel gene per la *porA*, nel caso dei sierogruppi C. Viceversa, nel caso dei sierogruppi Y, il trasferimento di tre geni che codificano per proteine del versante esterno della membrana cellulare era in grado di produrre il più grosso mutamento antigenico. **Il rimpiazzamento del sierotipo** è stato osservato dopo l'utilizzo routinario del vaccino coniugato anti-meningococco, iniziato negli USA nel 2000 (20).

In definitiva, l'epidemiologia dei meningococchi è influenzata dall'andamento nel tempo e dalle fluttuazioni maggiori nel corso della fase endemica. La distribuzione dei sierogruppi è altamente regionale, si basa sulla distribuzione epidemiologica ed è influenzata dagli interventi di politica sanitaria precedentemente adottati per controllare una specifica epidemia (7).

Le nuove varianti

Partendo dalle certezze che abbiamo, possiamo dire che il nasofaringe è una nicchia ecologica stabile, la sua colonizzazione è comune e la percentuale di carrier varia dal 10 al 35% (21). La malattia è più frequente nei lattanti, mentre nei giovani adulti i carrier possono arrivare al 55% (22), ma sono rari nell'infanzia (23). Per scoprire se esistono nuove varianti è necessario tipizzare gli isolati. **Il sistema di tipizzazione molecolare dei meningococchi è detto** MLST (*multilocus sequence typing*) che analizza i frammenti interni di 7 geni *"housekeeping"* (*abcZ, adk, aroE, fumC, gdh, pdhC, e pgm*). Ai diversi alleli di questi loci si attribuisce un numero ed alla fine si ottiene un profilo allelico. La sequenza tipo (ST) che ne deriva consente di raggrupparli in complessi clonali (24). Ad Aprile 2014 nel sito MLST (*http://pubmlst.org/neisseria/*) sono stati registrati oltre 10.000 ST. Nella PubMLST ci sono registrati 46 CC (complessi clonali), 41 dei quali sono associati con almeno una forma di IMD; mentre 5 derivano da tamponi di carrier asintomatici.

È importante scoprire le nuove varianti perché aiuta a tracciare l'emergenza dei nuovi complessi clonali (CC), anche perché le nuove varianti manifestano caratteristiche epidemiologiche e cliniche diverse (alta mortalità, alta trasmissibilità), o contengono antigeni che offrono una via di fuga dalle strategie vaccinali correnti. I frequenti eventi ricombinanti coinvolgono anche i geni per gli enzimi *housekeeping* che sono utilizzati nel sistema MLST (21).

La struttura genomica è un mosaico derivante dall'incorporazione di DNA estraneo in loci multipli (25), cui si aggiungono le mutazioni cromosomiche spontanee, che assieme producono nel tempo l'evoluzione a partire dai ceppi parentali (21). Come prima conseguenza, gli antigeni cardinali dei meningococchi (polisaccaridi della capsula e proteine esterne della membrana) differiscono all'interno del singolo complesso clonale (26). Per esempio, il complesso clonale ST11/ET-37 si associa facilmente ad IMD con alta letalità e comprende batteri che esprimono sulla capsula una struttura polisialica appartenente al sierogruppo C con legami 2,9 (*a2,9-linked polysialic*). Però, circa il 20% degli isolati ST11/ET-37, elencati nella lista pubMLST, esprimono un disaccaride che forma eteropolimeri ed appartiene al sierogruppo W (*Neu5Ac*). Pare che la mortalità sia più alta con i complessi clonali ST-11/ET-37 ed ST-32/ET-5 e la differenza non sembra imputabile all'espressione di differenti polisaccaridi della capsula, ma il vero meccanismo che sorregge l'iperinvasività di alcune linee rimane oscuro (21).

I polisaccaridi della capsula sono trascritti dalla *regione genomica cps*, che può essere occupata da uno dei diversi geni clusters possibili (27). I diversi geni producono i diversi sierogruppi (28), così a seconda della lettera finale abbiamo in successione: *csb* (B), *csc* (C), *csw* (W) o *csy* (Y). Se manca il gene per la capsula sono detti *null* e possono non essere raggruppabili fenotipicamente (29). Il *locus cps* può andare incontro a scambio genetico orizzontale tra meningococchi o produrre variazioni genetiche *random* (30, 31). Perciò, **due ceppi che hanno un CC comune possono appartenere a sierogruppi differenti**. All'interno del CC, altri geni vanno incontro a variazioni. Le proteine antigeniche *PorA*, *PorB* e *FetA* sono facilmente identificate fenotipicamente e sono fortemente immunogene. Le proteine *PorB* e *PorA* sono utilizzate per produrre sierotipi e sub-sierotipi ma vanno incontro a considerevoli variazioni nell'ambito del CC, probabilmente a causa della selezione immunitaria (32). La proteina sottocapsulare *fHbp* (*Factor H-binding protein*) fa parte dei vaccini anti-MenB e pure questa è soggetta a variazioni (33) e conferisce eterogeneità all'interno del CC.

Portatori e malattia

Nella medesima regione geografica, gli isolati di *N. meningitidis* (da sangue e liquor) provenienti dai soggetti malati tendono a derivare da un limitato *range* di CC. Certi CC hanno una probabilità maggiore di essere associati alla malattia (ST11/ET-37) e sono etichettati come linee ipervirulente (21). Viceversa, gli isolati dai carrier hanno una relativa eterogeneità genetica. Tutto ciò si spiega con il fatto che la mucosa nasofaringea è la loro nicchia ecologica utile per la sopravvivenza e l'adattamento della *N. meningitidis*, e per tali ragioni non ha un senso dal punto di vista evolutivo modificare la genetica poiché l'invasione è uno svantaggio evolutivo. Infatti, **solo pochi portatori albergano cloni iperinvasivi** (23).

Gli isolati provenienti dalla Repubblica Ceca, da Norvegia e Grecia hanno dimostrato che una grande proporzione di carrier presenta isolati che non appartenevano ai precedenti gruppi clonali causa di malattia (26). I complessi clonali CC-11, CC-32 e CC-269 erano fortemente associati con la malattia; mentre i CC-23 e CC-35 erano positivamente associati allo stato di portatore sano (21). Quindi, è evidente che differenti CC hanno un differente potenziale patogenetico. Un certo numero di cloni di CC persistono per diverse decadi, inclusi i ceppi B, ed hanno una grande diversità antigenica (34). Questa **longevità** ha portato alla diffusione mondiale di alcuni ceppi iperinvasivi (21). Un chiaro esempio di successo sono i CC11 (espressi sostanzialmente dai sierogruppi B e C) che si sono diffusi in Europa e nelle Americhe nel periodo 1961–2009, ed i CC41/44 (sostanzialmente i sierogruppi B ed i non classificabili) che circolano in diversi posti del mondo da più di 26 anni (21).

I ceppi che hanno avuto successo, come gli ST-32 (ET5), esistevano nel 1970 (espressi sostanzialmente dai sierogruppi B) ed hanno provocato epidemie in Norvegia dal 1974 in poi (21). Ceppi CC32 sono emersi in UK nel 1985, sono stati trovati pure in USA e Francia. In Europa la distribuzione dei CC (ST11/ET-37) è relativamente simile, mentre nel Nord America ci sono piccole differenze. L'area Sub-Sahariana è dominata epidemiologicamente dal sierogruppo A da 20 anni con la predominanza dei membri del CC5. A metà del 1990 il CC5 è stato gradualmente rimpiazzato dal CC7 in Africa. A partire dal 2001 il sierogruppo W appartenente al CC11 si comincia a diffondere dal Medio Oriente in Africa (35).

Campagna vaccinale e portatori

Il vaccino *MenAfriVac* (polisaccaridico coniugato con tossoide tetanico) è stato utilizzato nell'*African meningitis belt*. *Green-*

wood et al. (36), hanno studiato gli effetti di questo vaccino sulla meningite meningococcica e sui carrier, nel corso di una epidemia provocata dal sierogruppo A nel *Chad.* Gli autori concludono affermando che il vaccino era altamente efficace per prevenire la malattia invasiva (IMD) da sierogruppo A e nel ridurre il numero dei carrier. La vaccinazione con *MenAfriVac* inizia in *Chad* nel 2009 e la prima fase della vaccinazione di massa parte nel 2011. Da Aprile a Giugno 2012 sono stati analizzati 5001 individui dopo la campagna vaccinale. In pratica, lo studio ha incluso un periodo temporale di 12-18 mesi al massimo, dopo l'avvio della campagna vaccinale di massa. Quindi, siamo a stretto ridosso della vaccinazione, siamo nel breve periodo e dobbiamo considerare queste cose in questi termini. È possibile che gli effetti a medio e lungo termine siano del tutto diversi, anche perché il fenomeno del rimpiazzamento è sempre attivo ovunque.

Il sistema MLST ha confermato che esiste un'evidente diversità dei meningococchi nei portatori. In molti casi una relazione commensale con un ceppo di meningococco è una relazione a lungo termine (almeno 5-6 mesi) e la sostituzione del clone si verifica raramente durante il trasporto a lungo termine (23). La co-colonizzazione consente la ricombinazione genica tra meningococchi al fine di generare nuovi genotipi che possono essere selezionati all'interno della nicchia ecologica umana (23). Il complesso ipervirulento ST è raro nei ceppi isolati dai carrier ed i cloni ipervirulenti hanno una certa diversità nella capacità di colonizzare, con i ceppi ST-11 che sono cattivi colonizzatori. Viceversa, alcuni cloni con il complesso clonale ST-23 si adattano molto bene alle relazioni commensali con l'ospite umano (23).

I segnali non percepiti dagli scienziati

Nel periodo 2003-2005, in Brasile sono stati caratterizzati i ceppi iperinvasivi di *N. meningitidis* ed è stata studiata la *porA*. Gli isolati sono stati catalogati con il sistema MLST la cui *PorA* è stata tipizzata. Sono state scoperte nuove linee ipervirulente di recente emergenza che includevano una linea W-135:P1.5,2:ST-11 ed una linea C:P1.22,14-6:ST-103. Inoltre, il complesso prevalente era

ST-32/ET-5 ed apparteneva al sierogruppo B con i tipi prevalenti della PorA: P1.19,15, P1.7,16 e P1.18-1,3 (37).

A distanza di 10 anni, analisi WGS hanno dimostrato che i ceppi MenW:cc11 che sono correntemente endemici in Brasile, Argentina, Inghilterra e Galles (*South American/UK strain*) sono distinti dai ceppi epidemici *Hajj* (2) ed hanno la tendenza a persistere (38). Anche la questione italiana, ha prodotto segnali chiari già nel 2007, ed ora la Toscana si deve misurare con quei segnali non recepiti, ma di tutto ciò vi parlerò in un separato capitolo.

In Giappone, tra il 2001 ed il 2006, sono stati decritti 14 casi di **uretrite** da *N. meningitidis* (39). 8 casi su 14 ammettono di aver avuto **rapporti sessuali con prostitute** prima dell'esordio dell'uretrite. Molti di loro riferiscono di aver praticato **sesso orale**. Gli isolati dai casi erano così distribuiti: 10 erano del sierogruppo Y, 1 del sierogruppo B e 3 non erano identificabili o classificabili. Sui 9 ceppi tipizzati, 7 ceppi erano ST-23.

Solo due osservazioni.

1. I ceppi ipervirulenti emergono ovunque nel mondo, persistono a lungo nel tempo, possono produrre casi di IMD e sembrano sfuggire agli effetti della campagna vaccinale.

2. I casi di **uretrite** da *N. meningitidis*, contratta con un rapporto sessuale che include **un rapporto orale con una partner femminile**, aggiungono prove alla già evidente trasmissione sessuale della *N. meningitidis*, che non si realizza solo **nella comunità omosessuale maschile** (MSM), potendo anche coinvolgere i normali rapporti della **coppia eterosessuale.**

Bibliografia

1- Findlay WA, Redfield RJ. Coevolution of DNA uptake sequences and bacterial proteomes. Genome Biol Evol, 2009, 1: 45-55.
2- Brehony C, Jolley KA, Maiden MC. Multilocus sequence typing for global surveillance of meningococcal disease. FEMS Microbiol Rev, 2007, 31 (1): 15-26.
3- Hill DJ, Griffiths NJ, Borodina E, Virji M. Cellular and molecular biology of N. meningitides colonization and invasive disease. Clin Sci, 2010, 118 (9): 547-564.
4- Swartley JS, Marfin AA, Edupuganti S, Liu LJ, Cieslak P. Capsule switching of Neisseria meningitidis. Proc Natl Acad Sci USA, 1997, 94 (1): 271-276.
5- Zhu P, van der Ende A, Falush D, Brieske N, Morelli G, et al. Fit genotypes and escape variants of subgroup III Neisseria meningitidis during three pandemics of epidemic meningitis. Proc Natl Acad Sci U S A, 2001, 98 (9): 5234-5239.
6- Beddek AJ, Li MS, Kroll JS, Jordan TW, Martin DR (2009) Evidence for capsule switching between carried and disease-causing Neisseria meningitidis strains. Infect Immun 77 (7): 2989-2994.
7- Harrison LH, Kathleen AS, Susanna ES, Jane WM, Brian HH, et al. Population structure and capsular switching of invasive Neisseria meningitidis isolates in the pre-meningococcal conjugate. J Infect Dis, 2010, 201 (8): 126.
8- Harrison LH, Jolley KA, Shutt KA, Marsh JW, O'Leary M, et al. Antigenic shift and increased incidence of meningococcal disease. J Infect Dis, 2006, 193 (9): 1266-1274.
9- Giorgio Bartolozzi. Vaccini e vaccinazioni, terza edizione, Elsevier, 2012.
10- Alcalá B, Arreaza L, Salcedo C, Uría MJ, De La Fuente L, et al. Capsule switching among C:2b:P1.2;5 meningococcal epidemic strains after mass immunization campaign, Spain. Emerg Infect Dis, 2002, 8 (12): 1512-1514.
11- Kriz P, Giorgini D, Musilek M, Larribe M, Taha MK. Microevolution through DNA exchange among strains of Neisseria meningitidis during an outbreak in the Czech Republic. Res Microbiol, 1999, 150 (4): 273-280.
12- MacNeil JR, Medah I, Koussoubé D, Novak RT, Cohn AC. Neisseria meningitidis sero-group W, Burkina Faso, 2012. Emerg Infect Diseas, 2014, 20 (3): 394-399.
13- Castilla J, Vázquez JA, Salcedo C, García Cenoz M, García Irure JJ, et al. B: 2a:P1.5 Meningococcal strains likely arisen from capsular switching event still spreading in Spain. J Clin Microbiol, 2009, 47 (2): 463- 465.
14- Kahler CM, Stephens DS. Genetic basis for biosynthesis, structure, and function of meningococcal lipooligosaccharide (endotoxin). Crit Rev Microbiol, 2011, 24 (4): 281-334.
15- Zollinger WD & Mandrell, RE. Type-specific antigens of group A Neisseria meningitidis: lipopolysaccharide and heat-modifiable outer membrane proteins. Infect Immun, 1980, 28: 451–458.
16- Virji M. Mechanisms of microbial adhesion; the paradigm of Neisseriae. In: McCrae MA et al. (Eds.), Molecular aspects of hostpathogen interaction. Cambridge: Cambridge University Press, UK, 1997, p. 95-110.
17- Jarvis GA, Griffiss JM. Human IgA1 initiates complementmediated killing of Neisseria meningitidis. J Immunol, 1989, 143 (5): 1703- 1709.
18- Barroso DE, Castiñeiras TM, Freitas FS, Marsh JW, Krauland MG, et al. Three outbreak-causing Neisseria meningitidis sero-group C clones, Brazil. Emerg Infect Dis, 2013, 19 (11): 1847-1850.
19- Lancellotti M, Guiyoule A, Ruckly C, Hong E, Alonso JM, et al. Conserved virulence of C to B capsule switched Neisseria meningitidis clinical isolates belonging to ET-37/ST-11 clonal complex. Microbes Infect, 2006, 8 (1): 191-196.
20- Harrison LH. Epidemiological Profile of Meningococcal Disease in the United States. Clin Infect Dis, 2010, 50 (Suppl 2): S37-S44.
21- Read RC. Neisseria meningitidis; clones, carriage, and disease Clin Microbiol Infect 2014; 20: 391–395.
22. Ala'aldeen DA, Oldfield NJ, Bidmos FA et al. Carriage of meningococci by university students, United Kingdom. Emerg Infect Dis, 2011; 17: 1762–1763.
23. Caugant DA, Tzanakaki G, Kriz P. Lessons from meningococcal carriage studies. FEMS Microbiol Rev 2007; 31: 52–63.

24- Maiden, MC, Bygraves, JA, Feil, E et al. Multilocus sequence typing: a portable approach to the identification of clones within populations of pathogenic microorganisms. Proc Natl Acad Sci USA. 1998; 95: 3140–3145
25- 10. Zhou J, Spratt BG. Sequence diversity within the argF, fbp and recA genes of natural isolates of Neisseria meningitidis: interspecies recombination within the argF gene. Mol Microbiol 1992; 6: 2135–2146.
26- Yazdankhah SP, Kriz P, Tzanakaki G et al. Distribution of serogroups and genotypes among disease-associated and carried isolates of Neisseria meningitidis from the Czech Republic, Greece, and Norway. J Clin Microbiol 2004; 42: 5146–5153.
27- Frosch M, Weisgerber C, Meyer TF. Molecular characterization and expression in Escherichia coli of the gene complex encoding the polysaccharide capsule of Neisseria meningitidis group B. Proc Natl Acad Sci USA 1989; 86: 1669–1673.
28- Harrison OB, Claus H, Jiang Y et al. Description and nomenclature of Neisseria meningitidis capsule locus. Emerg Infect Dis 2013; 19: 566–573.
29- Claus H, Maiden MC, Maag R, Frosch M, Vogel U. Many carried meningococci lack the genes required for capsule synthesis and transport. Microbiology 2002; 148: 1813–1819.
30- Holmes EC, Urwin R, Maiden MC. The influence of recombination on the population structure and evolution of the human pathogen Neisseria meningitidis. Mol Biol Evol 1999; 16: 741–749.
31- Jolley KA, Kalmusova J, Feil EJ et al. Carried meningococci in the Czech Republic: a diverse recombining population. J Clin Microbiol 2000; 38: 4492–4498.
32- Urwin R, Russell JE, Thompson EA, Holmes EC, Feavers IM, Maiden MC. Distribution of surface protein variants among hyperinvasive meningococci: implications for vaccine design. Infect Immun 2004; 72: 5955–5962.
33- Ibarz-Pavon AB, Maclennan J, Andrews NJ et al. Changes in serogroup and genotype prevalence among carried meningococci in the United Kingdom during vaccine implementation. J Infect Dis 2011; 204: 1046–1053.
34- Watkins ER, Maiden MC. Persistence of hyperinvasive meningococcal strain types during global spread as recorded in the PubMLST database. PLoS ONE 2012; 7: e45349.
35- Caugant DA, Nicolas P. Molecular surveillance of meningococcal meningitis in Africa. Vaccine, 2007; 3 (25 suppl 1): A8–A11.
36- D M Daugla, J P Gami, K Gamougam, N Naibei, L Mbainadji, M Narbé, J Toralta, B Kodbesse, C Ngadoua, M E Coldiron, F Fermon, A-L Page, M H Djingarey, S Hugonnet, O B Harrison, L S Rebbetts, Y Tekletsion, E R Watkins, D Hill, D A Caugant, D Chandramohan, M Hassan-King, O Manigart, M Nascimento, A Woukeu, C Trotter, J M Stuart, M C J Maiden, B M Greenwood. Effect of a serogroup A meningococcal conjugate vaccine (PsA–TT) on serogroup A meningococcal meningitis and carriage in Chad: a community study. www.thelancet.com Vol 383 January 4, 2014.
37- Weidlich L, Baethgen LF, Mayer LW, Moraes C, Klein CC, Nunes LS, Rios Sda S, Kmetzsch CI, Rossetti ML, Zaha A. High prevalence of Neisseria meningitidis hypervirulent lineages and emergence of W135:P1.5,2:ST-11 clone in Southern Brazil. J Infect. 2008, Oct; 57 (4): 324-31.
38- Lucidarme J, Hill DM, Bratcher HB, Gray SJ, du Plessis M, Tsang RS, Vazquez JA, Taha MK, Ceyhan M, Efron AM, Gorla MC, Findlow J, Jolley KA, Maiden MC, Borrow R. Genomic resolution of an aggressive, widespread, diverse and expanding meningococcal serogroup B, C and W lineage. - J Infect. 2015 Nov; 71 (5): 544-52.
39- Oishi T, Ishikawa K, Tamura T, Tsukahara M, Goto M, Kawahata D, Yamamoto M, Okuzumi K, Fukutake K. Precautions regarding prevent acute urethritis caused by Neisseria meningitidis in Japan. Rinsho Byori. 2008 Jan; 56 (1): 23-8.

Capitolo 2

UNA SINTESI VELOCE

Esistono 13 sierogruppi (A, B, C, D, 29E, H, I, K, L, Y, W-135, X e Z), ma la maggior parte delle IMD sono prodotte da uno dei 5 tipi più comuni: A, B, C, Y e W-135 (1). Il batterio elabora strategie di immuno-evasione, possiede similarità molecolari (*mimicry*) con le strutture dell'ospite e va incontro a frequenti variazioni antigeniche. Produce un ampio *range* di fattori di virulenza, che comprendono polisaccaridi della capsula, lipopolisaccaridi ed una serie di adesine, che sono proteine espresse in superficie. La variazione di queste strutture di superficie è necessaria per il batterio al fine di evadere la morte prodotta dai meccanismi di difesa dell'ospite. L'adesione alle cellule è essenziale per colonizzare la superficie mucosa della nicchia ecologica e per sopravvivere. Comunque la malattia si produce quando dalla nicchia ecologica si trasferisce al sangue.

La *N. meningitidis* è un microrganismo gram-negativo specifico per l'uomo, spesso è presente in forma di diplococco ed assomiglia decisamente alla *N. gonorrhoeae*, che provoca la gonorrea, con la quale condivide diverse caratteristiche. Abitualmente stanno in nicchie ecologiche precise, ma possono anche sopravvivere in nicchie diverse dalle abituali, esprimendo diversi geni nei diversi ambienti mucosali. Mentre la *N. meningitidis* è in grado di esprimere la capsula, la *N. gonorrhoeae* non è capsulata. La capsula consente di classificare le *N. meningitidis* in sierogruppi (2), mentre le *porine* (proteine della membrana esterna) consentono la classificazione di sierotipi e siero-sottotipi ed i lipopolisaccaridi (LOS) consentono di identificare gli immunotipi (3). In aggiunta, il sistema MLST classifica i ceppi in sequenze tipo (ST) basati sulla variazione di 7 geni detti *housekeeping* (4). Il sistema MLST identifica anche molti meningococchi ST che sono indipendenti dal gruppo. Tra questi, solo una piccola parte caratterizza i sierogruppi della linea iperinvasiva (5).

Le strategie vitali

Il batterio aderisce alle cellule non ciliate della mucosa nasofaringea (6). I meningococchi mettono in atto svariate strategie per sfuggire al sistema immunitario. Intanto la variazione strutturale/antigenica di superficie è una strategia che può coinvolgere lo scambio di alleli genici. I meningococchi sono in grado di assumere materiale genetico (DNA) presente nel contesto della nicchia ecologica. A mano, a mano che il genoma comincia ad accumulare copie multiple dello stesso gene (geni *Opa* e *Pil*) si realizza una ricombinazione intra-genomica che esita nella produzione di una variazione strutturale della superficie (7, 8). In aggiunta, si realizza la variazione di fase, che è un *processo on/off* che riguarda l'espressione di un gene e può anche esitare nell'inserzione di elementi mobili (7, 8).

Le *Neisserie* patogene hanno copie multiple del gene *Opa* che poi alla fine codifica proteine imparentate, ma non identiche. Se si realizza *un fenomeno on/off in distinti geni*, indipendentemente ciascuno dall'altro, si producono proteine *Opa* diverse che determinano una diversità antigenica.

La capsula

È uno dei fattori più importanti per la patogenesi ed essa serve per classificare i sierogruppi. I geni per la capsula sono raggruppati in un singolo locus cromosomico (*cps*) diviso in tre regioni. La regione A codifica gli enzimi per la biosintesi e la polimerizzazione del polisaccaride, mentre le regioni B e C portano i geni responsabili per la sua traslocazione dal citoplasma alla superficie cellulare (9). Il polisaccaride della capsula dei sierogruppi B, C, W-135 ed Y contiene acido sialico e la regione A del *cps* ospita un set di geni conservati detti *siaA*, *siaB* e *siaC*. Questi sono responsabili della sintesi di acido sialico che viene incorporato nella capsula polisaccaridica. Il gene *siaD*, codifica un enzima specifico per il sierogruppo che è coinvolto nella polimerizzazione della capsula. (10, 11). La finalità di incorporare acido sialico nella capsula e nel lipopolisaccaride è quella di rendere i batteri meno visibili al sistema immunitario poiché l'acido sialico è un normale componente della superficie delle cellule dell'ospite. La più stretta similarità molecolare (*mimicry*) con gli antigeni del nostro corpo umano (*self*) la manifesta la capsula del sierogruppo B, che ha un omopolimero dell'acido sialico che è strutturalmente identico ad un componente della molecola umana NCAM (*neural cell-adhesion molecule*), cruciale per la plasticità funzionale del sistema nervoso centrale e periferico (1). Tale identità è responsabile della scarsissima risposta prodotta dal sistema immunitario contro gli antigeni capsulari del sierogruppo B (12).

Comunque, esiste una similarità nella struttura della capsula dei sierogruppi B, C, W ed Y, i cui loci genetici scambiano orizzontalmente porzioni dell'*operon* coinvolto nella sintesi della capsula dei diversi gruppi (13). **Ne consegue che qualsiasi anticorpo anti-capsula, naturalmente acquisito, od acquisito dopo la vaccinazione, diventa inefficace nel controllare la diffusione del patogeno** (14). La commutazione della capsula tra i sierogruppi B e C è stata dimostrata in diverse aree geografiche e si è prodotta per una ricombinazione *in vivo*, durante la condizione di co-carrier, o per eventi non comuni (1). È pure stato dimostrato che c'è stato un trasferimento genico dei geni per la capsula dai sierogruppi Y a quelli B e dai sierogruppi C ai W (15, 16).

Cominciano a notarsi in diverse aree geografiche gli effetti deleteri delle varie campagne vaccinali. Infatti, uno degli effetti della pressione immunitaria, esercitata dalla campagna vaccinale contro il sierogruppo C, è l'incremento dei casi di IMD dovuti al sierogruppo B (1), a cui va aggiunta l'emergenza delle linee iperinvasive che colpiscono anche i soggetti precedentemente vaccinati (vedi **Toscana**, per rimanere nel piccolo). In Spagna e Portogallo dopo la campagna vaccinale anti-meningococco C si è realizzata la commutazione della capsula (17), mutamento che non si era osservato nel Regno Unito (18).

Interazioni meningococchi-ospite umano

Se da un lato la capsula conferisce resistenza ambientale ed immunitaria, la sua presenza potrebbe ostacolare la colonizzazione della mucosa ed una variazione di fase adesso appare attesa. I fenotipi acapsulati generati ora sono agevolati nel processo di colonizzazione. Non è questa però una regola assoluta poiché, in condizioni d'infiammazione, indotta da una precedente infezione virale, i germi capsulati possono penetrare nell'epitelio ed entrare nel sangue senza la necessità di sottoregolare la capsula. Possono anche entrare nelle cellule epiteliali e non solo rimanere alla superficie della mucosa. Possono oltrepassare la mucosa e non produrre malattia nei soggetti sani, in presenza di ottime difese immunitarie (19).
La *N. meningitidis* è sottoposta ad una costante pressione selettiva e la sua capacità di adattarsi rapidamente alle sfide ambientali è essenziale per la sua sopravvivenza (20) Le variazioni di fase ed antigeniche di una serie di componenti della superficie permette l'immuno-evasione durante l'infezione (1). Queste operazioni hanno anche il potenziale per generare varianti dotate di una capacità alterata di colonizzare e capaci di penetrare con rinnovata efficacia le barriere mucose (21, 22).

Lipo-oligosaccaride (LOS)

Nella *N. meningitidis*, il lipopolisaccaride (LPS) si chiama LOS (*lipo-oligosaccharide*) ed è attaccato al *Lipid A*. La variazione antigenica del LOS può verificarsi per una variazione di fase che interessa uno o più enzimi coinvolti nella sintesi della catena oligosaccaridica, la cui espressione più semplice è l'aggiunta di acido sialico (1). Le variazioni antigeniche determinate dai geni del LOS portano ad ottenere un diverso repertorio di differenti strutture espresso simultaneamente nello stesso meningococco (23). I LOS producono gli immunotipi. Gli immunotipi L3, L7 ed L9 contengono una struttura detta *LNnT* che si trova nei ceppi virulenti ed è un accettore di acido sialico (24). I sierogruppi B, C, W-135 ed Y, come già detto, contengono i geni per la sintesi dell'acido sialico che può essere incorporato nel LOS, mentre gli altri sierogruppi acquisiscono l'acido sialico dal siero umano e dalle secrezioni sierose (25). Sia la struttura *LNnT* che i LOS sialilati mimano le strutture della superficie delle cellule dell'ospite (26). La sialilazione dei LPS ha un ruolo nell'immuno-evasione (27).

Adesine ed invasine

I ceppi di *N. meningitidis* esprimono un numero di proteine di superficie e di secrezione che si legano alle proteine umane. La lattoferrina, ed un'altra proteina (*transferrin-binding proteins*), rendono i meningococchi capaci di acquisire il ferro che è un fattore di crescita cruciale durante la colonizzazione e la malattia (28).
Le *porine* interagiscono con diverse proteine umane. Le *N. meningitidis* esprimono la *PorA* e la *PorB*. Si trovano nella superficie esterna della membrana e lasciano passare piccoli nutrienti idrofili. La *PorA* è espressa in tutti i ceppi di meningococchi, mentre la *PorB* può essere espressa nelle forme alternative *PorB2* o *PorB3*.

Pili

I Pili sono fattori di adesione, conferiscono motilità al batterio e facilitano l'assunzione del DNA (29). Sembra che l'adesione iniziale alle cellule non ciliate della mucosa nasofaringea sia mediata dai pili (30).

Portatore sano o carrier

La condizione di portatore è molto più facilmente dimostrabile nei giovani adulti che frequentano università e nei militari. Negli adulti sani la condizione di portatore è compresa tra il 10% ed il 35% (31, 32). Nonostante questa grossa percentuale di portatori, l'incidenza della malattia è bassa. Probabilmente, diversi fattori legati a batterio ed ospite umano condizionano lo stato di portatore e la sua eventuale evoluzione in malattia (IMD). Età, pregresse infezioni virali, fumo e polimorfismi genetici (33), possono tutti partecipare per produrre la malattia.

Si ritiene che durante la fase di trasmissione la *N. meningitidis* sia capsulata (12). In molte situazioni non epidemiche, i ceppi di meningococchi trasportati dai carrier asintomatici possono essere capsulati e non capsulati. Mentre nelle situazioni epidemiche, prevalgono i carrier che portano germi capsulati (34, 35).

Portatori vis malati

Una *N. meningitidis* isolata da un portatore può essere capsulata o non capsulata, mentre quando è isolata nel sangue o nel liquor CSF è sempre capsulata ed aiuta il germe a sopravvivere nel sangue rendendolo resistente all'uccisione mediata da anticorpi e complemento. La fagocitosi è inibita indipendentemente dalla presenza od assenza delle opsonine (36-38). Certe strutture del LOS (L3, L7 e L9) possono collaborare all'immuno-evasione e si rintracciano più frequentemente nel sangue, mentre i portatori tendono ad esprimere LOS 1, 8 e 10 che sono immunotipi diversi (39).

Presenza nel sangue

Nel torrente circolatorio i meningococchi producono una forte risposta infiammatoria, attivano il complemento e la coagulazione. L'elemento chiave per indurre la risposta infiammatoria e provocare la sepsi è il LOS (40). Esso induce la secrezione di diverse citochine che poi danneggiano le cellule endoteliali, producono la necrosi di diversi tessuti periferici e l'insufficienza di molti organi (41). Anche il *Lipid A* partecipa a generare la risposta infiammatoria associata con la sepsi.

I regolatori negativi del complemento possono essere reclutati per promuovere la sopravvivenza dei meningococchi. Il fattore H è reclutato dalla proteina sottocapsulare *fHbp* (*factor H-binding protein*, o GNA1870), che è una lipoproteina espressa da tutti i ceppi di meningococco e promuove la resistenza al siero (42). Il fattore H è un regolatore negativo del complemento ed il suo reclutamento sulla superficie del batterio gli consente di bloccare alcune proteine fondamentali del complemento.

La *porA* può pure legare un altro regolatore del complemento che è il *C4bp* (*C4-binding protein*), ed influenza la resistenza al siero. Comunque la capsula può inibire il legame tra i due. Sembra che le porine aiutano a colonizzare e collaborino con altri fattori per la sopravvivenza del batterio nel sangue (1). Comunque, la capsula ed i LOS sono molto importanti nella produzione della IMD e la batteriemia non è necessaria per produrre la meningite, sebbene il sistema vascolare sia la via primaria d'infezione del cervello.

Le meningiti

Sembra che i pili siano importanti per aderire alle cellule endoteliali delle pareti vasali per poi entrare dentro la cellula. Oltre ai pili, altre adesine possono consentire l'adesione alle cellule endoteliali, che è il pre-requisito per varcare la barriera emato-encefalica (1).

Una panoramica globale

La prima epidemia di IMD da *N. meningitidis* W si è verificata tra i pellegrini che erano stati a La Mecca nel 2000. Dopo di allora, i ceppi W ST-11 sono diventati una delle principali cause dell'epidemia di meningite in Africa sub-Sahariana e casi endemici sono stati rilevati in America del Sud, Europa, Medio Oriente e Cina (43). La linea W ST-11 probabilmente ha preso origine da un sierogruppo ancestrale C ST-11 per un evento di commutazione della capsula determinato da una ricombinazione all'interno del gruppo dei geni della capsula (*cps*). La successiva diversificazione antigenica ha prodotto i ceppi sporadici W ST-11, mentre il clone *Hajj* è emerso per la ricombinazione nei geni che codificano gli antigeni e nei geni della virulenza: *fHbp*, *nor* ed *aniA* (43).

L'intera sequenza genomica di 270 ceppi di meningococchi provenienti da soggetti con IMD a livello globale (dal 1970 al 2013) è stata ottenuta ed analizzata. Tutti i ceppi W ST-11 discendono da un ceppo ancestrale che è andato incontro ad un'unica commutazione della capsula. Il clone di La Mecca (*Hajj clone*) ed i suoi discendenti sono diversi rispetto ad altri ceppi W ST-11, in quanto dimostrano un comune profilo genico/antigenico e sono andati incontro a ricombinazioni che hanno coinvolto i geni della virulenza che codificano la *fHbp* (*factor H binding protein*) e gli enzimi *nitric-oxide-reductase* e *nitrite-reductase* (43). Da ciò si deduce che la recente acquisizione di un distinto profilo di geni codificanti gli antigeni, e le variazioni nei geni della virulenza del meningococco, sono la causa della nascita del *clone Hajj*. È importante sottolineare che, i ceppi W ST-11, non correlati all'epidemia di La Mecca (ceppi *non-Hajj*), contribuiscono con una percentuale significativa dei casi a livello globale. Comunque, l'incidenza globale delle meningiti e delle sepsi da *N. meningitidis* varia da 0,5 a 15 casi/100.000 abitanti. L'incidenza più alta si ha nell'Africa Sub-Sahariana con 100–1000 casi/100.000 (*meningitis bel*).

Nel periodo 1970-1990, il sierogruppo W era una rara causa di IMD, ma poi arriva l'epidemia di IMD dei pellegrini con il ceppo *Hajj* nel 2000 (44, 45). Il clone *Hajj* appartiene alla linea genetica ipervirulenta ST-11 con il gene per la PorA di tipo P1.5,2 (46). Dopo il 2000, i ceppi W ST-11 (che sono geneticamente simili al clone *Hajj*) hanno provocato grosse epidemie nella *African meningitis belt* (47-49), ed hanno provocato piccole epidemie in Sudafrica e Cina (50, 51), a Taiwan (52), in Brasile (53), Argentina (54), Cile (55) e Regno Unito (56).

La maggioranza dei ceppi ST-11 isolati nel periodo 1960-1999 esprimevano la capsula del sierogruppo C (57). Come più volte detto, si considera che il ceppo W ST-11 sia emerso dalla linea del sierogruppo C ST-11 attraverso la commutazione della capsula, anche se rimane qualche incertezza per i dettagli (58). Questa insistenza sulla possibilità di cambiare spontaneamente la capsula, per passare da un sierogruppo all'altro, è dovuta al fatto che **un normale, ed a volte spontaneo, evento di commutazione della**

capsula distrugge un'intera campagna vaccinale, che come è noto si basa su vaccini che hanno come bersaglio la capsula (escluso il vaccino anti-MenB). Oltre gli eventi di commutazione della capsula, altri piccoli mutamenti genetici (resi possibili dalla ricombinazione e/o dalla mutazione fuori dal gruppo dei geni per la capsula) possono spiegare la drammatica emergenza e l'incremento della virulenza del clone *Hajj*. Inoltre, alcuni casi raggruppati di IMD sono provocati da ceppi W ST-11 che non sono discendenti diretti del clone *Hajj* (43). Comunque è dimostrato che i ceppi W ST-11 sono strettamente correlati al sierogruppo C ST-11 ed il clone *Hajj* emerso nel 2000 è diverso dagli altri sierogruppi circolanti di W ST-11.

A partire dal 2001, nella *meningitis belt* si è verificata una co-circolazione di ceppi W ST-11 *Hajj* e *non-Hajj*. Nel 2002 parte l'epidemia dovuta ai ceppi W ST-11 nel Burkina Faso che provoca oltre 12.000 casi con 1400 morti (59). I ceppi del 2001-2002, provenienti dal Burkina Faso, ed analizzati in questo studio, hanno i markers genetici che dicono che sono ceppi W ST-11 *non-Hajj* (43). Il 76,5% dei ceppi W ST-11 del Burkina Faso (2001–2003) hanno un genotipo della *fHbp* associata con i ceppi endemici *non-Hajj* (60).

L'epidemia da ceppi W ST-11 regredisce nella *meningitis belt* nel periodo 2003-2009, mantiene solo piccoli clusters di IMD, ma risorge nel periodo 2010–2013 (61, 62). Da tutto ciò si evince che in quell'area sottoposta a campagna vaccinale di massa contro il sierogruppo A (a partire dal 2010) esiste una continua evoluzione dei cloni *Hajj* e *non-Hajj* (43).

Fuori dalla *meningitis belt*, i ceppi del sierogruppo W si trovano nel 62% di tutte le IMD del Sudafrica nel 2005, mentre rappresentavano solo il 5% delle IMD nel 2000. Inoltre, il 93% dei ceppi W appartengono alla linea ST-11 (63). Quasi il 72% dei ceppi W ST-11 provenienti dal Sudafrica nel periodo 2003-2013 appartengono al cluster *Hajj*. Il dato è supportato dal fatto che l'85% dei ceppi invasivi W ST-11 isolati in Sudafrica nel 2005 hanno l'allele 9 di *fHbp* che è correlato al ceppo *Hajj* (63).

Si deduce da questi dati che il ceppo *Hajj* era predominante in Sudafrica, mentre in UK i ceppi W ST-11 correlati al clone *Hajj* predominavano nel periodo 2000–2004, ma erano rimpiazzati dal ceppo endemico *non-Hajj* (64). Nel 2016, in Inghilterra e Galles è salita la preoccupazione per un ceppo W particolarmente aggressivo (*South American/UK strain*), come specifico altrove.

La diffusione locale di ceppi endemici W ST-11 ha provocato piccoli clusters di casi di IMD negli USA nel periodo 2008–2009 (65), clusters più cospicui nel sud del Brasile nel periodo 2003–2005 (53) e nel Cile nel periodo 2010–2012 (55), ma non ci sono evidenze che si tratti di una diffusione diretta del clone *Hajj* (43). Nord America ed Europa devono affrontare attualmente problematiche supplementari **per la possibilità di trasmissione sessuale del meningococco**. Ora si trovano a combattere epidemie abbastanza diffuse di IMD da MenC:cc11 negli omosessuali maschi (MSM), la cui prima identificazione risale al 2001 a Toronto (66). Quindi, **doppia problematica legata alla diffusione delle linee ipervirulente** C ST-11/ET-37 e W ST-11/ET-37, con l'aggravante che la linea legata al meningococco C può usufruire di una via supplementare di trasmissione che è **la via sessuale**.

Dopo la panoramica, un altro perché?

A sentire tanti autorevoli *opinion leaders* le vaccinazioni risolvono il problema, ma accanto alla presunta risoluzione emergono problematiche rilevanti sempre intimamente connesse, a mio modesto avviso, alle campagne vaccinali. Però **è bello affrontare il tema in modo settoriale che è una brillante forma scientifica per non affrontarlo**. Partendo dalla constatazione che **esiste una popolazione globale di meningococchi cc11 che è geneticamente diversa**, approdiamo alla certezza che correntemente circolano numerosi ceppi in differenti Nazioni con differenti caratteristiche epidemiologiche. Inoltre, fatto rilevante, episodi multipli di commutazione della capsula riguardanti i sierogruppi B e C hanno dato origine a diversi ceppi del sierogruppo B che sono persistenti (67). Vi ricordo, che la commutazione della capsula può essere spontanea e **potrebbe essere anche il frutto della pressione selettiva esercitata dalle campagne vaccinali contro i sierogruppi presi di mira**. Se la commutazione trasforma i sierogruppi C in B, la campagna contro il meningococco C fallisce e quel sierogruppo non sparisce perché commutando la capsula **si trasforma in altro siero-**

gruppo contro il quale la precedente campagna vaccinale nulla può fare. Questi fatti non sono frutto di avversità meteorologiche od amenità che il meningococco capricciosamente tira fuori, qui si tratta di fatti noti da tempo. Infatti, i meningococchi hanno un genoma molto plastico che è il risultato dell'acquisizione di materiale genetico da altre *Neisserie* o da specie batteriche distanti attraverso la ricombinazione (68, 69). La ricombinazione coinvolgente gli antigeni della parte esterna della membrana (*antigenic shift*) è stata associata all'incremento dell'incidenza di IMD (70). La commutazione della capsula porta ad acquisire geni nuovi e specifici per la capsula attraverso **la ricombinazione che ha anche facilitato l'emergenza e la persistenza delle linee di meningococchi virulenti** (71, 72). La commutazione della capsula è definita come la presenza di differenti fenotipi capsulari all'interno del medesimo complesso clonale e **questa consente ai ceppi di meningococco appartenenti alle linee virulente di sfuggire all'immunità indotta dai vaccini**. L'importanza della capsula è grande poiché si tratta del principale fattore di virulenza dei meningococcchi ed essa definisce i sierogruppi.

Vista la grandissima capacità di cambiare parti del genoma (67), sembra che la tipizzazione del genoma del meningococco, a scopo di sorveglianza, possa essere portata a termine ricorrendo all'intera sequenza del genoma (WGS). Alternativamente, si ricorre spesso al sistema di tipizzazione MLST che consente di classificare i meningococchi in linee (ST o *sequence types*). Gli ST strettamente correlati sono detti complessi clonali (73). I meningococchi appartenenti al complesso clonale ST-11 (complesso ET-37 linea 11) sono iperinvasivi e si tratta spesso di sierogruppi C e W (meno spesso B o Y). Si associano ad alto ritmo di morbilità e mortalità e possono produrre epidemie (67).

Oltre alle sequenze geniche, si usano per classificare ulteriormente i meningococchi alcune proteine della membrana cellulare esterna la cui composizione è comunque sempre determinata dai rispettivi geni che le codificano. La membrana esterna contiene le proteine porina A e B, dette *PorA* e *PorB* (74, 75), e la proteina *FetA* (*iron-regulated enterobactin*) che sono usate per determinare il *"fine typing"* dei meningococchi isolati (76); mentre la proteina *fHbp*, la *Neisserial adhesion A* (*NadA*) ed il *Neisserial heparin binding antigen* (*Nhba*) sono componenti del vaccino 4MenB (77-80).

Comunque, la maggioranza dei cc11 isolati dai malati hanno la sequenza ST-11. Inoltre, quasi tutti i MenW:cc11, ed una grossa fetta di MenC:cc11, esprimono la *PorA* di sottotipo P1.5,2 (43), anche se i sottotipi *PorA* più comuni sono P1.5-1,10-8 e P1.5-1,10-4 (81).

La proteina sottocapsulare *fHbp* aiuta anche a comprendere la possibile origine dei nuovi ceppi emergenti e forse può aver contribuito all'emergenza del clone *Hajj*, dove l'allele *fHbp* è il 9 (43). La proteina *fHbp* è un antigene importante ed è un determinante della virulenza che ora fa parte dei due vaccini 4MenB. Esistono corpose prove che dimostrano l'adeguatezza del sequenziamento del gene *fHbp* ai fini della sorveglianza di routine dei meningococchi (82).

Il gene per l'enzima *nitrite reductase* (*aniA*) codifica una proteina esterna di membrana contenente rame ed assieme al gene della *nitric oxide reductase* (*nor* o *norB*) sono fondamentali per sovrastare lo stress ossidativo e per resistere alla lisi dopo la fagocitosi da parte dei macrofagi (83). Inoltre, le *N. meningitidis* che mancano del gene *nor* sopravvivono male nel tessuto nasofaringeo (84).

In conclusione, data la mole degli strumenti di cui dispone il meningococco e la sua grande plasticità genetica, tutti gli eventi genomici osservabili, e non osservabili, sono in grado di modificare epidemiologia e comportamento dei ceppi W ST-11 (43). Mentre si possono osservare gli eventi genomici (scambio di alleli all'interno de geni *fHbp*, *nor* ed *aniA*), nulla esclude che si possano essere determinati altri eventi genomici non identificati al momento, capaci d'incidere pesantemente sul comportamento dei meningococchi. Ne deriva che, le variazioni alleliche nei determinanti chiave della virulenza possono avere il potenziale per contribuire all'emergenza dei nuovi ceppi W ST-11. **Un evidente nesso di causalità lega la ricombinazione genica all'emergenza ed alla persistenza delle linee ipervirulente**.

In parole ancora più semplici, la capacità di cambiare le sue informazioni genetiche consente al meningococco di far fronte a diverse difficoltà ambientali e lo rende **capace di sopportare nuove pressioni ambientali esercitate sulla nicchia ecologica** (anche da campagne vaccinali adottate in varie parti del mondo).

Bibliografia

1- Hill DJ, Griffiths NJ, Borodina E, Virji M. Cellular and molecular biology of Neisseria meningitidis colonization and invasive disease. Clinical Science; 2010, 118 (9): 547-564.

2- Cartwright K. Meningococcal Carriage and Disease, John Wiley & Sons, Chichester, 1995.

3- Frasch CE, Zollinger WD, Poolman JT. Serotype antigens of Neisseria meningitidis and a proposed scheme for designation of serotypes. Rev. Infect. Dis. 1985, 7: 504–510.

4- Brehony C, Jolley KA, Maiden MC. Multilocus sequence typing for global surveillance of meningococcal disease. FEMS Microbiol. Rev. 2007, 31: 15–26.

5- Yazdankhah SP, Kriz P, Tzanakaki G, Kremastinou J, Kalmusova J, Musilek M, Alvestad T, Jolley KA, Wilson DJ, McCarthy ND, et al. Distribution of serogroups and genotypes among disease-associated and carried isolates of Neisseria meningitidis from the Czech Republic, Greece, and Norway. J. Clin. Microbiol. 2004, 42: 5146–5153.

6- Stephens DS, Farley MM. Pathogenic events during infection of the human nasopharynx with Neisseria meningitidis and Haemophilus influenzae. Rev. Infect. Dis. 1991, 13: 22–33.

7- Segal E, Hagblom P, Seifert HS, So M. Antigenic variation of gonococcal pilus involves assembly of separated silent gene segments. Proc. Natl. Acad. Sci. U.S.A. 1986, 83: 2177–2181.

8- Stern A, Brown M, Nickel P, Meyer TF. Opacity genes in Neisseria gonorrhoeae: control of phase and antigenic variation. Cell, 1986, 47: 61–71.

9- Frosch M, Weisgerber C, Meyer TF. Molecular characterization and expression in Escherichia coli of the gene complex encoding the polysaccharide capsule of Neisseria meningitidis group B. Proc. Natl. Acad. Sci. U.S.A. 1989, 86: 1669–1673.

10- Claus H, Vogel U, Muhlenhoff M, Gerardy-Schahn R, Frosch M. Molecular divergence of the sia locus in different serogroups of Neisseria meningitidis expressing polysialic acid capsules. Mol. Gen. Genet. 1997, 257: 28–34.

11- Warren L, Blacklow RS. Biosynthesis of N-acetyl-neuraminic acid and cytidine-5-monophosphoN-acetyl-neuraminic acid in Neisseria meningitidis. Biochem. Biophys. Res. Commun. 1962, 7: 433–438.

12- Diaz Romero J, Outschoorn IM. Current status of meningococcal group B vaccine candidates: capsular or noncapsular? Clin. Microbiol. Rev. 1994, 7: 559–575.

13- Swartley JS, Marfin AA, Edupuganti S, Liu LJ, Cieslak P, Perkins B, Wenger JD, Stephens DS. Capsule switching of Neisseria meningitidis. Proc. Natl. Acad. Sci. U.S.A. 1997, 94: 271–276.

14- Kahler CM, Martin LE, Shih GC, Rahman MM, Carlson RW, Stephens DS. The (α2→8)-linked polysialic acid capsule and lipooligosaccharide structure both contribute to the ability of serogroup B Neisseria meningitidis to resist the bactericidal activity of normal human serum. Infect. Immun. 1998, 66: 5939–5947.

15- Tsang RS, Law DK, Tyler SD, Stephens GS, Bigham M, Zollinger WD. Potential capsule switching from serogroup Y to B: the characterization of three such Neisseria meningitidis isolates causing invasive meningococcal disease in Canada. Can. J. Infect. Dis. Med. Microbiol. 2005, 16: 171–174.

16- Beddek AJ, Li MS, Kroll JS, Jordan TW, Martin DR. Evidence for capsule switching between carried and disease-causing Neisseria meningitidis strains. Infect. Immun. 2009, 77: 2989–2994.

17- Simoes MJ, Cunha M, Almeida F, Furtado C, Brum L. Molecular surveillance of Neisseria meningitidis capsular switching in Portugal, 2002–2006. Epidemiol. Infect. 2009, 137: 161–165.

18- Snape MD, Pollard AJ. Meningococcal polysaccharide-protein conjugate vaccines. Lancet Infect. Dis. 2005, 5: 21–30.

19- Sim RJ, Harrison MM, Moxon ER, Tang CM. Underestimation of meningococci in tonsillar tissue by nasopharyngeal swabbing. Lancet. 2000, 356: 1653–1654.

20- Gupta S, Anderson RM. Population structure of pathogens: the role of immune selection. Parasitol. Today. 1999, 15: 497–501.

21- Virji M, Watt SM, Barker S, Makepeace K, Doyonnas R. The N-domain of the human CD66a adhesion molecule is a target for Opa proteins of Neisseria meningitidis and Neisseria gonorrhoeae. Mol. Microbiol. 1996, 22: 929–939.

22- de Vries FP, van Der Ende A, van Putten JP, Dankert J. Invasion of primary nasopharyngeal epithelial cells by Neisseria meningitidis is controlled by phase variation of multiple surface antigens. Infect. Immun. 1996, 64: 2998–3006.

23- Jennings MP, Srikhanta YN, Moxon ER, Kramer M, Poolman JT, Kuipers B, van der Ley P. The genetic basis of the phase variation repertoire of lipopolysaccharide immunotypes in Neisseria meningitidis. Microbiology. 1999, 145: 3013–3021.
24- Jennings MP, Hood DW, Peak IR, Virji M, Moxon E. Molecular analysis of a locus for the biosynthesis and phase-variable expression of the lacto-N-neotetraose terminal lipopolysaccharide structure in Neisseria meningitidis. Mol. Microbiol. 1995, 18: 729–740.
25- Mandrell RE, Kim JJ, John CM, Gibson BW, Sugai JV, Apicella, MA, Griffiss JM, Yamasaki R. Endogenous sialylation of the lipooligosaccharides of Neisseria meningitidis. J. Bacteriol. 1991, 173: 2823–2832.
26- Mandrell RE, Griffiss JM, Macher BA. Lipooligosaccharides (LOS) of Neisseria gonorrhoeae and Neisseria meningitidis have components that are immunochemically similar to precursors of human blood group antigens. Carbohydrate sequence specificity of the mouse monoclonal antibodies that recognize crossreacting antigens on LOS and human erythrocytes. J. Exp. Med. 1988, 168: 107–126.
27- Schneider MC, Exley RM, Ram S, Sim RB. Tang CM. Interactions between Neisseria meningitidis and the complement system. Trends Microbiol. 2007, 15: 233–240.
28- Perkins-Balding D, Ratliff-Griffin M, Stojiljkovic I. Iron transport systems in Neisseria meningitidis. Microbiol. Mol. Biol. Rev. 2004, 68: 154–171.
29- Proft T, Baker EN. Pili in Gram-negative and Gram-positive bacteria - structure, assembly and their role in disease. Cell. Mol. Life Sci. 2009, 66: 613–635.
30- Virji M, Alexandrescu C, Ferguson DJ, Saunders JR, Moxon ER. Variations in the expression of pili: the effect on adherence of Neisseria meningitidis to human epithelial and endothelial cells. Mol. Microbiol. 1992, 6: 1271–1279.
31- Cartwright KA, Stuart JM, Jones DM, Noah ND. The Stonehouse survey: nasopharyngeal carriage of meningococci and Neisseria lactamica. Epidemiol. Infect. 1987, 99: 591–601.
32- Orr HJ, Gray SJ, Macdonald M, Stuart JM. Saliva and meningococcal transmission. Emerg. Infect. Dis. 2003, 9: 1314–1315.
33- Emonts M, Hazelzet JA, de Groot R, Hermans PW. Host genetic determinants of Neisseria meningitidis infections. Lancet Infect. Dis. 2003, 3: 565–577.
34- Leimkugel J, Hodgson A, Forgor AA, Pfluger V, Dangy JP, Smith T, Achtman M, Gagneux S, Pluschke G. Clonal waves of Neisseria colonisation and disease in the African meningitis belt: eight-year longitudinal study in northern Ghana. PLoS Med, 2007, 4, e101.
35- van Deuren M, Brandtzaeg P, van der Meer JW. Update on meningococcal disease with emphasis on pathogenesis and clinical management. Clin. Microbiol. Rev. 2000, 13: 144–166.
36- Jarva H, Ram S, Vogel U, Blom AM, Meri S. Binding of the complement inhibitor C4bp to serogroup B Neisseria meningitidis. J. Immunol. 2005, 174: 6299–6307.
37- McNeil G, Virji M. Phenotypic variants of meningococci and their potential in phagocytic interactions: the influence of opacity proteins, pili, PilC and surface sialic acids. Microb. Pathog. 1997, 22: 295–304.
38- Vitovski S, Read RC, Sayers JR. Invasive isolates of Neisseria meningitidis possess enhanced immunoglobulin A1 protease activity compared to colonizing strains. FASEB J. 1999, 13: 331–337.
39- Jones DM, Borrow R, Fox AJ, Gray S, Cartwright KA, Poolman JT. The lipooligosaccharide immunotype as a virulence determinant in Neisseria meningitidis. Microb. Pathog. 1992, 13: 219–224.
40- Braun JM, Blackwell CC, Poxton IR, El Ahmer O, Gordon AE, Madani OM, Weir DM, Giersen S, Beuth J. Proinflammatory responses to lipo-oligosaccharide of Neisseria meningitidis immunotype strains in relation to virulence and disease. J. Infect. Dis. 2002, 185: 1431–1438.
41- Brandtzaeg P, Bryn K, Kierulf P, Ovstebo R, Namork E, Aase B, Jantzen E. Meningococcal endotoxin in lethal septic shock plasma studied by gas chromatography, mass-spectrometry, ultracentrifugation, and electron microscopy. J. Clin. Invest. 1992, 89: 816–823.
42- Madico G, Welsch JA, Lewis LA, McNaughton A, Perlman DH, Costello CE, Ngampasutadol J, Vogel U, Granoff DM, Ram,S. The meningococcal vaccine candidate GNA1870 binds the complement regulatory protein factor H and enhances serum resistance. J. Immunol. 2006, 177: 501–510.
43- Mustapha MM, Marsh JWJ, Krauland MG, Fernandez JO, de Lemos APS, Dunning Hotopp JC, Wang X, Leonard W. Mayer LW, Lawrence JG, Hiller NL, Harrison LH. Genomic Epidemiology of Hypervirulent Serogroup W, ST-11 Neisseria meningitides. EBioMedicine. 2015 Oct; 2 (10): 1447–1455.

44- Taha MK, Giorgini D, Ducos-Galand M, Alonso JM. Continuing diversification of Neisseria meningitidis W135 as a primary cause of meningococcal disease after emergence of the serogroup in 2000. J. Clin. Microbiol. 2004; 42 (9): 4158–4163.
45- Aguilera JF, Perrocheau A, Meffre C, Hahne S, Group WW. Outbreak of serogroup W135 meningococcal disease after the Hajj pilgrimage, Europe, 2000. Emerg. Infect. Dis. 2002; 8 (8): 761–767.
46- Mayer LW, Reeves MW, Al-Hamdan N. Outbreak of W135 meningococcal disease in 2000: not emergence of a new W135 strain but clonal expansion within the electophoretic type-37 complex. J. Infect. Dis. 2002; 185 (11): 1596–1605.
47- Decosas J, Koama JB. Chronicle of an outbreak foretold: meningococcal meningitis W135 in Burkina Faso. Lancet Infect. Dis. 2002 ;2 (12) :763–765.
48- Collard JM, Maman Z, Yacouba H. Increase in Neisseria meningitidis Sserogroup W135, Niger, 2010. Emerg. Infect. Dis. 2010; 16 (9): 1496–1498.
49- MacNeil JR, Medah I, Koussoube D. Neisseria meningitidis serogroup W, Burkina Faso, 2012. Emerg. Infect. Dis. 2014; 20 (3): 394–399.
50- von Gottberg A, du Plessis M, Cohen C. Emergence of endemic serogroup W135 meningococcal disease associated with a high mortality rate in South Africa. Clin. Infect. Dis. 2008; 46 (3): 377–386.
51- Zhou H, Liu W, Xu L. Spread of Neisseria meningitidis serogroup W clone, CHINA. Emerg. Infect. Dis. 2013; 19 (9): 1496–1499.
52- Chiou CS, Liao JC, Liao TL. Molecular epidemiology and emergence of worldwide epidemic clones of Neisseria meningitidis in Taiwan. BMC Infect. Dis. 2006; 6: 25.
53- Lemos AP, Harrison LH, Lenser M, Sacchi CT. Phenotypic and molecular characterization of invasive serogroup W135 Neisseria meningitidis strains from 1990 to 2005 in Brazil. J. Infect. 2010; 60 (3): 209–217.
54- Efron AM, Sorhouet C, Salcedo C, Abad R, Regueira M, Vazquez JA. W135 invasive meningococcal strains spreading in South America: significant increase in incidence rate in Argentina. J. Clin. Microbiol. 2009; 47 (6): 1979–1980.
55- Barra GN, Araya PA, Fernandez JO. Molecular characterization of invasive Neisseria meningitidis strains isolated in Chile during 2010–2011. PLoS One. 2013; 8 (6): e66006.
56- Ladhani SN, Beebeejaun K, Lucidarme J. Increase in endemic Neisseria meningitidis capsular group W sequence type 11 complex associated with severe invasive disease in England and Wales. Clin. Infect. Dis. 2015; 60 (4): 578–585.
57- http://pubmlst.org/neisseria/
58- Kelly D, Pollard AJ. W135 in Africa: Origins, Problems and Perspectives. Travel Med. Infect. Dis. 2003; 1 (1): 19–28.
59- Koumare B, Ouedraogo-Traore R, Sanou I. The first large epidemic of meningococcal disease caused by serogroup W135, Burkina Faso, 2002. Vaccine. 2007; 25 (Suppl. 1): A37–A41.
60- Pajon R, Fergus AM, Koeberling O, Caugant DA, Granoff DM. Meningococcal factor H binding proteins in epidemic strains from Africa: implications for vaccine development. PLoS Negl. Trop. Dis. 2011; 5 (9).
61- Collard J.M., Maman Z., Yacouba H. Increase in Neisseria meningitidis serogroup W135, Niger, 2010. Emerg. Infect. Dis. 2010; 16 (9): 1496–1498.
62- Novak RT, Kambou JL, Diomande FV. Serogroup A meningococcal conjugate vaccination in Burkina Faso: analysis of national surveillance data. Lancet Infect. Dis. 2012; 12 (10): 757–764.
63- Mothibeli KM, du Plessis M, von Gottberg A. Distribution of factor H binding protein beyond serogroup B: variation among five serogroups of invasive Neisseria meningitidis in South Africa. Vaccine. 2011; 29 (11): 2187–2192.
64- Valenzuela MT, Moreno G, Vaquero A. Emergence of W135 meningococcal serogroup in Chile during 2012. Rev. Med. Chil. 2013; 141 (8): 959–967.
65- Doyle TJ, Mejia-Echeverry A, Fiorella P. Cluster of serogroup W135 meningococci, southeastern Florida, 2008–2009. Emerg. Infect. Dis. 2010; 16 (1): 113–115.
66- Kupferschmidt K. Infectious diseases. Bacterial meningitis finds new niche in gay communities. Science. 2013; 341 (6144): 328.
67- Lucidarme J, Hill DM, Bratcher HB, Gray SJ, du Plessis M, Tsang RS, Vazquez JA, Taha MK, Ceyhan M, Efron AM, Gorla MC, Findlow J, Jolley KA, Maiden MC, Borrow R. Genomic resolution of an aggressive, widespread, diverse and expanding meningococcal serogroup B, C and W lineage. J Infect. 2015, Nov; 71 (5): 544-52.

68- Kong Y, Ma JH, Warren K. Homologous recombination drives both sequence diversity and gene content variation in Neisseria meningitidis. Genome Biol. Evol. 2013; 5 (9): 1611–1627.
69- Holmes EC, Urwin R, Maiden MC. The influence of recombination on the population structure and evolution of the human pathogen Neisseria meningitidis. Mol. Biol. Evol. 1999; 16 (6): 741–749.
70- Harrison LH, Jolley KA, Shutt KA. Antigenic shift and increased incidence of meningococcal disease. J. Infect. Dis. 2006; 193 (9): 1266–1274.
71- Swartley JS, Marfin AA, Edupuganti S. Capsule switching of Neisseria meningitides. Proc. Natl. Acad. Sci. U. S. A. 1997; 94 (1): 271–276.
72- Harrison LH, Shutt KA, Schmink SE. Population structure and capsular switching of invasive Neisseria meningitidis Isolates in the pre-meningococcal conjugate vaccine era–United States, 2000–2005. J. Infect. Dis. 2010; 201 (8): 1208–1224.
73- Maiden MC, Bygraves JA, Feil E. Multilocus sequence typing: aportable approach to the identification of clones within populations of pathogenic microorganisms. Proc. Natl. Acad. Sci. U. S. A. 1998; 95 (6): 3140–3145.
74- Russell JE, Jolley KA, Feavers IM, Maiden MC, Suker J. PorA variable regions of Neisseria meningitidis. Emerg. Infect. Dis. 2004; 10 (4): 674–678.
75- Tanabe M, Nimigean CM, Iverson TM. Structural basis for solute transport, nucleotide regulation, and immunological recognition of Neisseria meningitidis PorB. Proc. Natl. Acad. Sci. U.S.A. 2010; 107 (15): 6811–6816.
76- Thompson EA, Feavers IM, Maiden MC. Antigenic diversity of meningococcal enterobactin receptor FetA, a vaccine component. Microbiology. 2003; 149 (Pt 7): 1849–1858.
77- Seib KL, Scarselli M, Comanducci M, Toneatto D, Masignani V. Neisseria meningitidis factor H-binding protein fHbp: a key virulence factor and vaccine antigen. Expert Rev. Vaccines. 2015; 14 (6): 841–859.
78- Capecchi B, Adu-Bobie J, Di Marcello F. Neisseria meningitidis NadA is a new invasin which promotes bacterial adhesion to and penetration into human epithelial cells. Mol. Microbiol. 2005; 55 (3): 687–698.
79- Serruto D, Spadafina T, Ciucchi L. Neisseria meningitidis GNA2132, a heparin-binding protein that induces protective immunity in humans. Proc. Natl. Acad. Sci. U.S.A. 2010; 107 (8): 3770–3775.
80- Granoff DM. Review of meningococcal group B vaccines. Clin. Infect. Dis. 2010; 50 (Suppl. 2): S54–S65.
81- Jelfs J, Munro R, Wedege E, Caugant DA. Sequence variation in the porA gene of a clone of Neisseria meningitidis during epidemic spread. Clin Diagn Lab Immunol. 2000; 7 (3): 390–395.
82- Toros B, Thulin Hedberg S, Jacobsson S, Fredlund H, Olcen P, Molling P. Surveillance of invasive Neisseria meningitidis with a serogroup Y update, Sweden 2010 to 2012. Euro Surveill. 2014; 19 (42).
83- Anjum MF, Stevanin TM, Read RC, Moir JW. Nitric oxide metabolism in Neisseria meningitides. J. Bacteriol. 2002; 184 (11): 2987–2993.
84- Stevanin TM, Moir JW, Read RC. Nitric oxide detoxification systems enhance survival of Neisseria meningitidis in human macrophages and in nasopharyngeal mucosa. Infect. Immun. 2005; 73 (6): 3322–3329.

Capitolo 3

LE LINEE IPER-INVASIVE

È di fondamentale importanza cercare di comprendere quali siano le condizioni favorevoli allo sviluppo delle linee ipervirulente dei meningococchi, poiché queste linee facilmente provocano una malattia invasiva (IMD) che è caratterizzata da un alto tasso di mortalità. A tutto ciò si potrebbe associare un rischio teorico, o reale, connesso con la loro emergenza, diffusione e persistenza in determinati territori ad alta copertura vaccinale, laddove questi eventi potrebbero segnalare che i ceppi della linea ipervirulenta sono sfuggiti all'immunità naturale ed a quella eventualmente indotta dal vaccino.

La plasticità genomica di questi batteri, e la loro conseguente elevata capacità di evolversi a ritmi sostenuti, li rende particolarmente idonei a sopravvivere nelle nicchie biologiche a dispetto delle più disparate pressioni ambientali, non ultima la pressione selettiva esercitata dalla campagna vaccinale. Pressione selettiva che non è condizione regolarmente distribuita in tutti i sierogruppi, come specificato altrove per il meningococco B.

Le etichette applicate ai meningococchi

Come riportato altrove, ci sono dei sistemi identificativi dei meningococchi ed in questo capitolo mi occuperò solo di alcuni aspetti specifici della linea iperinvasiva. Il sistema MLST (*multilocus sequence typing*) classifica i meningococchi in complessi clonali. I meningococchi che appartengono al complesso clonale ST-11 (cc11) sono altrimenti noti come complesso ET-37 e linea 11, sono iperinvasivi e possono esprimere il sierogruppo C o W, e meno frequentemente il B od l'Y. Si associano ad un alto tasso di mortalità (1) ed hanno la tendenza a provocare epidemie. Comunque, la maggioranza dei *cc* derivati da isolati che hanno provocato IMD esibiscono la sequenza tipo ST-11 (2).

Nell'ambito della *PorA*, i maggiori sottotipi sono P1.5-1,10-8 e P1.5-1,10-4, mentre una buona fetta esibisce il sottotipo più diffuso P1.5,2 (3). Il *PorB sierotipo 2a* e gli NT (*non-typable*) sono molto rappresentati nei *cc*. Per cui, quasi tutti i MenW:cc11, ed una larga fetta dei MenC:cc11, esprimono una *PorA* del sottotipo P1.5,2. Infine, Gli isolati cc11 hanno due linee maggiori (linea 11.1 e linea 11.2) divergenti dagli isolati non cc11. Gli isolati ET-15 hanno la caratteristica del **polimorfismo ET-15** *fumC* confinato alla linea 11.2 (4, 5).

Anche se queste sigle sono materia noiosa, quando affronteremo il tema della *comunità omosessuale maschile* (**MSM**), capirete che **nei casi di IMD da meningococco C** si trovavano spesso isolati che hanno la *PorA* **P1.5-1,10-8**, e questi isolati hanno una certa propensione a colonizzare la nicchia genito-urinaria (2).

Stessa situazione è presente in **Toscana** dove gli isolati dai casi di IMD hanno la stessa *PorA* **P1.5-1,10-8, ma esistono delle differenze** che verranno spiegate nei due capitoli dedicati alla **trasmissione sessuale dei meningococchi**.

Cenni storici

Da almeno 50 anni, isolati appartenenti al complesso clonale cc11 sono in grado di produrre IMD da infezione meningococcica. Le preoccupazioni attuali riguardano la possibilità della diffusione internazionale dell'epidemia da MenC:cc11 nella comunità (MSM) e la dimostrata espansione del MenW:cc11 in Inghilterra, Galles, Sudafrica e Sudamerica con una mortalità molto alta.

La linea iperinvasiva di *N. meningitidis*, con il complesso clonale ST-11 (cc11), ha provocato un'epidemia da MenC nei militari USA nel 1960 e nelle università del Regno Unito nel 1990. Il clone *Hajj* è **un MenW derivato da uno C** che ha provocato l'epidemia del 2000–2001, ed ora provoca epidemie nella fascia sub-Sahariana.

Di recente, una malattia endemica da MenW si sta espandendo nel Sudafrica ed in UK, e casi di MenC ci sono in Europa e Nord America nella comunità MSM.

Analizzando le più importanti epidemie si è visto che gli isolati MenW erano confinati nella porzione distale di una delle due linee con isolati di tipo MenB e MenC intervallati altrove. Un ceppo W è in espansione in Sudamerica e Regno Unito (UK) che è distinto dal ceppo *Hajj* che è strettamente collegato al ceppo endemico in Sudafrica. Gli isolati recenti di MenC in MSM in Francia ed UK sono strettamente correlati ma distinti (2). Analisi WGS hanno dimostrato che i ceppi MenW:cc11 che sono correntemente endemici in Brasile, Argentina, Inghilterra e Galles (*South American/UK strain*) sono distinti dai ceppi epidemici *Hajj* (2) che hanno la tendenza a persistere, contrariamente ai ceppi *Hajj* anglo-francesi e Sudafricani che procedono con picchi di malattia intervallati da fasi di quiescenza (6). Il *South American/UK strain* (MenW:cc11) non era rilevato in Inghilterra e nel Galles prima del 2008. Gli isolati di due casi inglesi (2010 e 2014) formano un cluster con un isolato argentino. Quindi, questo ceppo pare sia partito dal Sud America ed è diventato endemico in Inghilterra e Galles (2). In Sudamerica i casi di IMD da MenW:cc11 sono altamente mortali. Il ceppo Inglese/gallese ha già mostrato queste caratteristiche, si è diffuso prima negli anziani e poi in tutte le età.

La storia del ceppo W

Sono costretto a reiterare fino all'esasperazione un concetto fondamentale che gli studiosi hanno sottovalutato quando hanno indotto le Autorità Sanitarie di molti Paesi ad imbarcarsi in queste campagne vaccinali: **il genoma dei meningococchi è molto plastico ed è anche il risultato delle frequenti acquisizioni di materiale genetico proveniente da altre Neisseriae o da specie batteriche distanti attraverso la ricombinazione** (7, 8). Con la ricombinazione dei geni che codificano gli antigeni maggiori della membrana esterna, il germe acquisisce nuove proprietà che sembrano associate ad un'incrementata incidenza di IMD (9). La commutazione della capsula è il prodotto dell'acquisizione di nuovi geni specifici, sempre attraverso la ricombinazione che ha pure facilitato l'emergenza e la persistenza delle linee ipervirulente dei meningococchi (10, 11). **La commutazione della capsula consente di avere differenti fenotipi capsulari all'interno del medesimo complesso clonale ed i ceppi della linea ipervirulenta possono sfuggire all'immunità indotta dal vaccino** (12).

Riprendendo il tema della denominazione dei meningococchi, vi dico che le *porine* (*PorA* e *PorB*) sono proteine della membrana esterna della *N. meningitidis* che assieme ad un'altra proteina detta *FetA* (enterobactina regolata dal ferro) sono utilizzate per definire il *finetype* dei meningococchi isolati (13-15).

La storia del ceppo W in Africa è importante poiché si presta ad essere adottata come caso paradigmatico. Dal 1970 al 1990 i meningococchi di sierogruppo W erano una causa rara di malattia. Nel 2000 emerge la prima epidemia di IMD da sierogruppo W nei pellegrini andati a La Mecca, in Arabia Saudita (16, 17). Il clone *Hajj* appartiene alla linea ipervirulenta ST-11 che ha un gene per la PorA di tipo **P1.5,2** (6). A partire dal 2000, i ceppi W ST-11 che sono geneticamente simili al clone *Hajj* hanno provocato grosse epidemie nella *African meningitis belt* (18-20), ed hanno provocato clusters di casi e piccole epidemie in Sudafrica (21), Cina (22), Taiwan (23), Brasile (24), Argentina (25), Cile (26) e nel Regno Unito (27). Però, la maggior parte dei ceppi ST-11 isolati tra il 1960 ed il 1999 erano di sierogruppo C, per cui si ritiene che i ceppi W ST-11 siano emersi dal sierogruppo C ST-11 attraverso la commutazione della capsula (26).

Nel periodo 1970-1999, in tutto il mondo venivano isolati raramente ceppi W ST-11 e con tali ceppi il clone *Hajj* dimostrava grandi similarità (2, 27, 28). Questi ceppi *"pre-Hajj"* W ST-11 hanno una similarità genetica ed antigenica molto alta con il clone *Hajj*, ma l'epidemia *Hajj* comincia solo nel 2000 (26). Un recente studio (29) dimostra che il clone *Hajj* ed altri 24 ceppi invasivi W ST-11 sono andati incontro ad un identico evento di ricombinazione dei geni per la capsula che ha consentito a ceppi sporadici del sierogruppo W ed ai ceppi Y ST-23 di comportarsi da donatori nei confronti del ceppo C ST-11, dal quale è emersa la linea iperinvasiva W ST-11 (clone *Hajj* e ceppi *non-Hajj*). Quindi, i ceppi sporadici W ST-11 ed il clone *Hajj* hanno una comune origine e probabilmente sono emersi da un evento di commutazione della capsula in un singolo ed ancestrale ceppo C ST-11.

Il ceppo *Hajj* è emerso nel 2000 ed è diverso dagli altri sierogruppi W circolanti altrove (11). L'evento della commutazione della capsula si sarebbe realizzato prima del 1970 e da lì in poi i ceppi W si disseminano causando casi sporadici e clusters di casi in tutto il mondo. Il clone *Hajj* è partito da ceppi sporadici per uno scambio allelico all'interno di 4 regioni ricombinanti, due delle quali codificano la *fHbp*, la *nitric oxide reductase* e la *nitrite reductase*. Così si spiega la co-circolazione globale di entrambi i clusters *Hajj* e *non-Hajj* (11). A partire dal 2001 i due ceppi *Hajj* e *non-Hajj* W ST-11 si sono messi a co-circolare nella *African meningitis belt*. Nel 2002 la più grossa epidemia di IMD da sierogruppo W ST-11 si realizza in Burkina Faso con 12.000 casi e 1400 morti (30). Anche se si pensa che le epidemie nella *meningitis belt* siano provocate dal clone *Hajj*, i ceppi del 2001 e 2002 isolati in Burkina Faso erano cloni *non-Hajj* (ceppi W ST-11). Inoltre, nel periodo 2001-2003 il 76,5% dei ceppi W ST-11 isolati in Burkina Faso (33) avevano un genotipo *fHbp* associato ai ceppi endemici *non-Hajj*. L'epidemia dovuta ai ceppi W ST-11 si placa nella *meningitis belt* nel periodo 2003-2009, a dispetto della persistenza di piccoli clusters di casi, ma riprende nel periodo 2010–2013 (6, 32).

In Sudafrica, nel 2000 i casi di IMD provocati dal sierogruppo W erano solo il 5%, mentre nel 2005 il 62% di tutte le IMD era provocato dal sierogruppo W con il 93% dei ceppi W che appartengono alla linea ST-11 (33). Su 98 ceppi W ST-11 isolati in SudAfrica dal 2003 al 2013, il 71,4% appartengono al cluster *Hajj*.

In UK, i ceppi W ST-11 correlati agli *Hajj* predominano nel periodo 2000–2004, ma sono in seguito rimpiazzati da ceppi endemici *non-Hajj* (19). Stessa situazione di endemia locale in USA (34), Brasile (24) e Cile (26) laddove cluster di casi provocati da ceppi W ST-11 rappresentano una diffusione locale di ceppi endemici e non ci sono evidenze dirette di diffusione del clone *Hajj*.

Passando alle proteine sottocapsulari, la proteina *fHbp* è un antigene importante del meningococco, è un fattore di virulenza ed è uno dei 4 antigeni del vaccino anti-meningococco B. L'introduzione di un nuovo tipo di antigene *fHbp* in una popolazione immunologicamente *naïve* può aver giocato un ruolo nell'emergenza del clone *Hajj* (12).

Il gene per la *nitrite reductase* (*aniA*) codifica una proteina importante della membrana, posta sul suo versante esterno ed assieme al gene che codifica l'enzima *nitric oxide reductase* (*nor* o *NorB*) sono importanti per resistere alla lisi dopo la fagocitosi da parte dei macrofagi (41). **Nella *N. meningitidis*, che non ha il gene *nor* la sopravvivenza nei tessuti del nasofaringe è abbastanza difficile** (39). Tuttavia, gli eventi genomici osservati (scambio allelico all'interno dei geni *fHbp*, *nor* ed *aniA*) possono rappresentare solo i markers di altri non identificati eventi genomici che producono mutamenti nel comportamento epidemiologico della linea W ST-11 (12). Alla fine, le variazioni alleliche nei determinanti chiave della virulenza possono avere il potenziale per contribuire all'emergenza della linea W ST-11. **La ricombinazione genetica è importante per l'emergenza e persistenza delle linee meningococciche**. Anche se ci sono molte prove che la linea W ST-11 si è prodotta da un ceppo ancestrale del sierogruppo C ST-11, non può essere esclusa la possibilità che la linea W ST-11 sia originata da un altro sierogruppo (12).

La rilevanza di un singolo evento ancestrale di commutazione della capsula non sarebbe immediatamente comprensibile senza la storia evolutiva del ceppo avvenuta nel tempo, sotto la pressione ambientale naturale e sotto quella esercitata dalle svariate campagne vaccinali globali. Il singolo evento ancestrale della commutazione della capsula, od in alternativa i due possibili eventi prima descritti, sono stati sufficienti per far emergere, persistere e diffondere globalmente i ceppi W ST-11 che sono altamente correlati all'epidemia del 2000, dove la responsabilità del ceppo *Hajj* è accertata. A tutto ciò si deve aggiunge l'altra variabile della co-circolazione con ceppi W ST-11 *non-Hajj* che sono filogeneticamente ed antigenicamente distinti dal clone *Hajj*, e che sono causa attuale di malattia in *African meningitis belt* e globalmente. In alternativa, il clone *Hajj* può anche essersi formato per l'acquisizione recente di un gene con un distinto profilo antigenico e con la variazione nei geni della virulenza dei meningococchi (12).

Ultimi dati provenienti dal Regno Unito (Ottobre 2016)

L'incidenza complessiva di IMD è di 1 caso/100.000 abitanti. I casi da MenB rappresentavano il 55% di tutti i casi, seguiti dai MenW (26%), MenY (13%) e MenC (5%). **Il numero di casi da MenC riportati nel 2015/2016 era più alto del 45% rispetto al precedente anno epidemiologico** (42 casi *vis* 29). Il numero dei casi di IMD da MenW continua ad aumentare, anche se questi casi sono attribuiti al ceppo *Hajj*. Infine, i casi da MenY sono in aumento del 9% (54).

Una visione d'assieme

L'intera dinamica della popolazione dei meningococchi con la relativa epidemiologia e clinica non possono prescindere dalle caratteristiche di questi batteri, naturalmente inclini ad andare incontro ad eventi programmati e non programmati di modificazioni genomiche che producono drammatici mutamenti antigenici ed alterano profondamente gli antichi rapporti microbo-ospite umano.
Se si riflette sulla tempistica e sulla geografia delle epidemie possono emergere notizie importanti. Così, le prime endemie di IMD da ceppi del sierogruppo C cc11 si sono verificate nel 1960 nella *"African meningitis belt"* e nel 1970 c'è stata una piccola epidemia globale (40-42). Il sierogruppo W cc11 non era comune tra i casi di IMD nel periodo 1970–1990 (43). La prima epidemia da W cc11 si è verificata a La Mecca nel 2000, nei pellegrini (*Hajj pilgrims*) e nei loro contatti stretti (16). A partire dal 2000, i ceppi W cc11 sono emersi come una causa principale di epidemie di IMD nella *meningitis belt*, mentre clusters endemici sono emersi in Sudamerica, Medio Oriente, Europa e Cina nel periodo 2000–2015 (43).

Comunque sia, è attorno al 2000 che pare realizzarsi il passaggio delle consegne in Africa. Resta ora a me il compito di facilitare la vostra comprensione in merito al trasformismo esasperato dei meningococchi. Tutto ciò vi servirà per comprendere come **da una linea ipervirulenta si possa passare ad un'altra con operazioni che rientrano nella normale amministrazione dei meningococchi**.

Una parte importante della vita dei meningococchi ruota attorno alla capsula dove gli eventi più incisivi si concretizzano. Infatti, il cluster dei geni della capsula (*cps*) è **un'isola genetica orizzontalmente acquisita** dalla *N. meningitidis*, che **non è presente nella N. lactamica e nella N. gonorrhoeae** (44, 45). Tutti i meningococchi conosciuti hanno una *cps* con 5 regioni geniche coinvolte nella sintesi della capsula, trasporto ed assemblaggio (46). I sierogruppi B, C, W ed Y hanno capsule che contengono residui di acido sialico (10, 46, 47). Un evento ricombinante per produrre un mutamento nel fenotipo della capsula deve coinvolgere il gene della regione A che va incontro ad un cambio di allele, che poi codifica la *transferasi* (10, 47). Il gene localizzato nella regione A è importante poiché dalla sua azione scaturisce il fenotipo del sierogruppo (46, 48). Quindi, **la diversità dei sierogruppi capsulari dei meningococchi all'interno del medesimo complesso clonale è governata dalla commutazione della capsula** (dovuta ad uno scambio laterale di geni coinvolti nella biosintesi) ottenuta per mezzo della ricombinazione omologa (7, 10). Come ripetutamente detto, la commutazione della capsula è un evento relativamente comune ed è stata associata con l'emergenza e persistenza di casi di IMD (10, 11, 49, 50). Questo evento non è indifferente poiché **la maggior parte dei vaccini circolanti hanno come bersaglio la capsula** (51).

Fatte queste premesse, ora ci interessa capire con quali meccanismi si possono essere generati i ceppi della linea ipervirulenta ST-11. La linea ipervirulenta ST-11 è stata storicamente associata con il sierogruppo capsulare C, ma adesso circolano nel mondo linee ST-11 di altri sierogruppi. *Mustapha et al.* (43), hanno analizzato 524 ceppi invasivi W cc11 isolati globalmente ed hanno scoperto che ci sono stati due eventi di ricombinazione genica che hanno interessato il ceppo W cc11. In particolare, una prima regione ricombinante è stata acquisita da un ceppo W cc22, che includeva un gene per una *glicosiltransferasi* dell'acido sialico, che poi ha portato a questo viraggio C→W del fenotipo della capsula. Il secondo evento ricombinante ha interessato un ceppo Y cc23 che gli ha consentito di acquisire un gene che è interessato ad un evento di traslocazione della capsula. Da ciò deriva che quasi il 95% dei ceppi W cc11 mantengono entrambi gli eventi ricombinanti che riguardano la capsula. Quindi, questo mutamento della capsula ha prodotto ceppi W cc11 che portano **un mosaico della capsula** imputato ai due eventi di ricombinazione genica che sono ancora presenti in quasi tutti gli isolati.

Nel suo complesso, la linea cc11 è ipervirulenta, ha una grande diversità genetica, si associa ad IMD ed è presente nei sierogruppi C, B, W e, meno frequentemente, nel sierogruppo Y (2, 52). I ceppi cc11 sono essenzialmente preponderanti nel sierogruppo C, che è ritenuto il fondatore dei tipi capsulari dei sierogruppi W, B ed Y che rappresentano varianti dovute al cambio di capsula (28, 43, 53).

Lucidarme et al. (6) hanno condotto studi di filogenomica su 750 isolati di cc11 ed hanno scoperto che si tratta di una popolazione con strutture altamente complesse con una grande diversità genetica nel contesto dei ceppi cc11. I ceppi del sierogruppo C cc11 hanno formato diversi clusters responsabili di multiple epidemie. I ceppi B sono intervallati nei clusters dei sierogruppi C, mentre i sierogruppi W formano una branca filogenetica distinta che non si intervalla con ceppi B e C. La linea W cc11 è geneticamente eterogenea e contiene diversi clusters filogenetici associati con:

1. Clone *Hajj*.

2. Ceppi endemici *non-Hajj*, non collegati al clone africano.

3. Ceppo W diverso (*South American/UK strain*).

Cosa hanno in comune gli africani con il caso Toscana?

Bibliografia

1- Trotter CL, Fox AJ, Ramsay ME, Sadler F, Gray SJ, Mallard R. Fatal outcome from meningococcal disease an association with meningococcal phenotype but not with reduced susceptibility to benzylpenicillin. J Med Microbiol. 2002; 51 (10): 855–860.
2- Lucidarme J, Hill DM, Bratcher HB, Gray SJ, du Plessis M, Tsang RS, Vazquez JA, Taha MK, Ceyhan M, Efron AM, Gorla MC, Findlow J, Jolley KA, Maiden MC, Borrow R. Genomic resolution of an aggressive, widespread, diverse and expanding meningococcal serogroup B, C and W lineage. J Infect. 2015, Nov; 71 (5): 544-52.
3- Jelfs J, Munro R, Wedege E, Caugant DA. Sequence variation in the porA gene of a clone of Neisseria meningitidis during epidemic spread. Clin Diagn Lab Immunol. 2000; 7 (3): 390–395.
4- Elias J, Vogel U. IS1301 fingerprint analysis of Neisseria meningitidis strains belonging to the ET-15 clone. J Clin Microbiol. 2007; 45 (1): 159–167.
5- Vogel U, Claus H, Frosch M, Caugant DA. Molecular basis for distinction of the ET-15 clone within the ET-37 complex of Neisseria meningitides. J Clin Microbiol. 2000; 38 (2): 941–942.
6- Mayer LW, Reeves MW, Al-Hamdan N, Sacchi CT, Taha MK, Ajello GW. Outbreak of W135 meningococcal disease in 2000: not emergence of a new W135 strain but clonal expansion within the electophoretic type-37 complex. J Infect Dis. 2002; 185 (11): 1596–1605.
7- Kong Y, Ma JH, Warren K. Homologous recombination drives both sequence diversity and gene content variation in Neisseria meningitides. Genome Biol. Evol. 2013; 5 (9): 1611–1627.
8- Holmes EC, Urwin R, Maiden MC. The influence of recombination on the population structure and evolution of the human pathogen Neisseria meningitides. Mol. Biol. Evol. 1999; 16 (6): 741–749.
9- Harrison LH, Jolley KA, Shutt KA. Antigenic shift and increased incidence of meningococcal disease. J. Infect. Dis. 2006; 193 (9): 1266–1274.
10- Swartley JS, Marfin AA, Edupuganti S. Capsule switching of Neisseria meningitides. Proc. Natl. Acad. Sci. U.S.A. 1997; 94 (1): 271–276.

11- Harrison LH, Shutt KA, Schmink SE. Population structure and capsular switching of invasive Neisseria meningitidis Isolates in the pre-meningococcal conjugate vaccine era–United States, 2000–2005. J. Infect. Dis. 2010; 201 (8): 1208–1224.
12- Mustapha MM, Marsh JWJ, Krauland MG, Fernandez JO, de Lemos APS, Dunning Hotopp JC, Wang X, Leonard W. Mayer LW, Lawrence JG, Hiller NL, Harrison LH. Genomic Epidemiology of Hypervirulent Serogroup W, ST-11 Neisseria meningitides. EBioMedicine. 2015 Oct; 2 (10): 1447–1455.
13- Russell JE, Jolley KA, Feavers IM, Maiden MC, Suker J. PorA variable regions of Neisseria meningitidis. Emerg. Infect. Dis. 2004; 10 (4): 674–678.
14- Tanabe M, Nimigean CM, Iverson TM. Structural basis for solute transport, nucleotide regulation, and immunological recognition of Neisseria meningitidis PorB. Proc. Natl. Acad. Sci. U.S.A. 2010; 107 (15): 6811–6816.
15- Thompson EA, Feavers IM, Maiden MC. Antigenic diversity of meningococcal enterobactin receptor FetA, a vaccine component. Microbiology. 2003; 149 (Pt 7): 1849–1858.
16- Taha MK, Achtman M, Alonso JM. Serogroup W135 meningococcal disease in Hajj pilgrims. Lancet. 2000; 356 (9248): 2159.
17- Aguilera JF, Perrocheau A, Meffre C, Hahne S, Group WW. Outbreak of serogroup W135 meningococcal disease after the Hajj pilgrimage, Europe, 2000. Emerg. Infect. Dis. 2002; 8 (8): 761–767.
18- Decosas J., Koama J.B. Chronicle of an outbreak foretold: meningococcal meningitis W135 in Burkina Faso. Lancet Infect. Dis. 2002; 2 (12): 763–765.
19- Collard JM, Maman Z, Yacouba H. Increase in Neisseria meningitides serogroup W135, Niger, 2010. Emerg. Infect. Dis. 2010; 16 (9): 1496–1498.
20- MacNeil JR, Medah I, Koussoube D. Neisseria meningitides serogroup W, Burkina Faso, 2012. Emerg. Infect. Dis. 2014; 20 (3): 394–399.
21- von Gottberg A, du Plessis M, Cohen C. Emergence of endemic serogroup W135 meningococcal disease associated with a high mortality rate in South Africa. Clin. Infect. Dis. 2008; 46 (3): 377–386.
22- Zhou H, Liu W, Xu L. Spread of Neisseria meningitides serogroup W clone, CHINA. Emerg. Infect. Dis. 2013; 19 (9): 1496–1499.
23- Chiou CS, Liao JC, Liao TL. Molecular epidemiology and emergence of worldwide epidemic clones of Neisseria meningitides in Taiwan. BMC Infect. Dis. 2006; 6: 25.
24- Lemos AP, Harrison LH, Lenser M, Sacchi CT. Phenotypic and molecular characterization of invasive serogroup W135 Neisseria meningitides strains from 1990 to 2005 in Brazil. J. Infect. 2010; 60 (3): 209–217.
25- Efron AM, Sorhouet C, Salcedo C, Abad R, Regueira M, Vazquez JA. W135 invasive meningococcal strains spreading in South America: significant increase in incidence rate in Argentina. J. Clin. Microbiol. 2009; 47 (6): 1979–1980.
26- Barra GN, Araya PA, Fernandez JO. Molecular characterization of invasive Neisseria meningitides strains isolated in Chile during 2010–2011. PLoS One. 2013; 8 (6): e66006.
27- Ladhani SN, Beebeejaun K, Lucidarme J. Increase in endemic Neisseria meningitidis capsular group W sequence type 11 complex associated with severe invasive disease in England and Wales. Clin. Infect. Dis. 2015; 60 (4): 578–585.
28- Kelly D, Pollard AJ. W135 in Africa: Origins, Problems and Perspectives. Travel Med. Infect. Dis. 2003; 1 (1): 19–28.
29- Fonkoua MC, Taha MK, Nicolas P. Recent increase in meningitis caused by Neisseria meningitides serogroups A and W135, Yaounde, Cameroon. Emerg. Infect. Dis. 2002; 8 (3): 327–329.
30- Taha MK, Giorgini D, Ducos-Galand M, Alonso JM. Continuing diversification of Neisseria meningitides W135 as a primary cause of meningococcal disease after emergence of the serogroup in 2000. J. Clin. Microbiol. 2004; 42 (9): 4158–4163.
31- Mustapha M, Mustapha JWM, Jorge O, Fernandez APS, de Lemos XW, Mayer LW, Harrison LH. International Pathogenic Neisseria Conferences, IPNC, 2014. IPNC; Asheville, North Carolina, USA: 2014. Capsular Switching and Global Spread of Neisseria meningitides Serogroup W, ST-11.
32- Koumare B, Ouedraogo-Traore R, Sanou I. The first large epidemic of meningococcal disease caused by serogroup W135, Burkina Faso, 2002. Vaccine. 2007; 25 (Suppl. 1): A37–A41.

33- Pajon R, Fergus AM, Koeberling O, Caugant DA, Granoff DM. Meningococcal factor H binding proteins in epidemic strains from Africa: implications for vaccine development. PLoS Negl. Trop. Dis. 2011; 5 (9).
34- Novak RT, Kambou JL, Diomande FV. Serogroup A meningococcal conjugate vaccination in Burkina Faso: analysis of national surveillance data. Lancet Infect. Dis. 2012; 12 (10): 757–764.
35- Mothibeli KM, du Plessis M, von Gottberg A. Distribution of factor H binding protein beyond serogroup B: variation among five serogroups of invasive Neisseria meningitides in South Africa. Vaccine. 2011; 29 (11): 2187–2192.
36- Valenzuela MT, Moreno G, Vaquero A. Emergence of W135 meningococcal serogroup in Chile during 2012. Rev. Med. Chil. 2013; 141 (8): 959–967.
37- Doyle TJ, Mejia-Echeverry A, Fiorella P. Cluster of serogroup W135 meningococci, southeastern Florida, 2008–2009. Emerg. Infect. Dis. 2010; 16 (1): 113–115.
38- Anjum MF, Stevanin TM, Read RC, Moir JW. Nitric oxide metabolism in Neisseria meningitides. J. Bacteriol. 2002; 184 (11): 2987–2993.
39- Stevanin TM, Moir JW, Read RC. Nitric oxide detoxification systems enhance survival of Neisseria meningitides in human macrophages and in nasopharyngeal mucosa. Infect. Immun. 2005; 73 (6): 3322–3329.
40- Broome CV, et al. Epidemic group C meningococcal meningitis in Upper Volta, 1979. Bull World Health Organ. 1983, 61:325–330.
41- Halperin SA, et al. The changing and dynamic epidemiology of meningococcal disease. Vaccine 2012, 30 (Suppl 2): B26–B36.
42- Mustapha MM, Marsh JW, Harrison LH. Global epidemiology of capsular group W meningococcal disease (1970-2015): multifocal emergence and persistence of hypervirulent sequence type (ST)-11 clonal complex. Vaccine. 2016, 34: 1515–1523.
43- Mustapha MM, Marsh JW, Krauland MG, Fernandez JO, de Lemos AP, Dunning Hotopp JC, Wang X, Mayer LW[7], Lawrence JG, Hiller NL, Harrison LH. Genomic Investigation Reveals Highly Conserved, Mosaic, Recombination Events Associated with Capsular Switching among Invasive Neisseria meningitidis Serogroup W Sequence Type (ST)-11 Strains. Genome Biol Evol. 2016 Jul 3; 8 (6): 2065-75.
44- Dunning Hotopp JC, et al. Comparative genomics of Neisseria meningitides: core genome, islands of horizontal transfer and pathogen-specific genes. Microbiology. 2006, 152: 3733–3749.
45- Lam TT, Claus H, Frosch M, Vogel U. Sequence analysis of serotype-specific synthesis regions II of hamophilus influenzae serotypes c and d: evidence for common ancestry of capsule synthesis in Pasteurellaceae and Neisseria meningitides. Res Microbiol. 2011, 162: 483–487.
46- Harrison OB, et al. 2013. Description and nomenclature of Neisseria meningitidis capsule locus. Emerg Infect Dis. 2013, 19: 566–573.
47- Romanow A, et al. Dissection of hexosyl- and sialyltransferase domains in the bifunctional capsule polymerases from Neisseria meningitidis W and Y defines a new sialyltransferase family. J Biol Chem. 2014, 289: 33945–33957.
48- Claus H, Vogel U, Muhlenhoff M, Gerardy-Schahn R, Frosch M. Molecular divergence of the SIA locus in different serogroups of Neisseria meningitidis expressing polysialic acid capsules. Mol Gen Genet. 1997, 257: 28–34.
49- Beddek AJ, Li MS, Kroll JS, Jordan TW, Martin DR. Evidence for capsule switching between carried and disease-causing Neisseria meningitidis strains. Infect Immun. 2009, 77: 2989–2994.
50- Castineiras TM, et al. Capsular switching in invasive Neisseria meningitides, Brazil. Emerg Infect Dis. 2012, 18: 1336–1338.
51- Cohn AC, Harrison LH. Meningococcal vaccines: current issues and future strategies. Drugs. 2013, 73: 1147–1155.
52- Caugant DA. 1998. Population genetics and molecular epidemiology of Neisseria meningitides. Apmis 1998, 106: 505–525.
53- Mueller JE, Borrow R, Gessner BD. Meningococcal serogroup W135 in the African meningitis belt: epidemiology, immunity and vaccines. Expert Rev Vaccines. 2006, 5: 319–336.
54- Infection report Volume 10 Number 37 Published on: 28 October 2016. https://www.gov.uk/government/uploads/system/uploads/attachment_data/file/563949/hpr3716_imd-ann.pdf

Capitolo 4

LA TRASMISSIONE SESSUALE: PARTE I

Questo è sicuramente l'argomento più spinoso della questione. Premetto che non è mia intenzione entrare nelle abitudini sessuali della gente, non sono omofobo e neanche uno che sta lontano dal sesso. Però, ritengo che in questo momento di oscurantismo avvisare voi è atto di onestà. Poi, ognuno deciderà sul da farsi in modo informato e personale.

Come vedrete esiste la dimostrazione che i meningococchi hanno la capacità di colonizzare il tratto uro-genitale maschile e femminile, possono essere trasmessi tramite la pratica del sesso orale e sono in grado di produrre IMD.

L'acronimo MSM (Men Who Have Sex with Men)

L'acronimo MSM indica i soggetti maschi che praticano sesso con altri maschi. Un giro di parole per evitare di indicare queste persone con il pesante termine noto a tutti. Lo userò pure io in questo libro evitando di ripetere che si tratta di **omosessuali maschi**.

Si sono verificate diverse epidemie di malattia meningococcica invasiva (IMD) nei soggetti MSM (1-4), tutte provocate da ceppi di *N. meningitidis* di **sierogruppo C** (MenC) con la sequenza tipo ST-11 ed il **tipo elettroforetico (ET) 37/15**. Un'epidemia di IMD, provocata dal MenC, si è recentemente sviluppata tra gli MSM a Berlino (5). Il *finetype* era C:P1.5–1,10–8:F3-6 [*PorA* con VR1 = **5–1**, *PorA* con VR2 = **10–8**, *FetA* con VR 3-6 = **F 3-6**]. Queste diciture anche se noiose servono per tracciare i meningococchi e per analizzare la loro diffusione spazio-temporale. Anche se, per voi in questo momento potrebbe essere sorprendente sapere che il *finetype* che ha provocato queste epidemie di IMD, nei soggetti maschi che fanno sesso con altri maschi (MSM), è lo stesso che ha provocato recentemente 35 su 40 casi di IMD in **Toscana** [C:P1.5–1,10–8:F3–6:ST-11 (cc11)]. **Questo non vuol dire che la comunità MSM diffonde questi meningococchi in Toscana, ma potrebbe indicarci che esiste la teorica possibilità della trasmissione sessuale attraverso certe modalità della stessa pratica, che sono comuni a maschi e femmine.** Senza tanti giri di parole, **il sesso orale** potrebbe consentire il realizzarsi di una via di trasmissione sessuale dei meningococchi, non sufficientemente vagliata fino ad oggi dagli esperti in materia.

Ad ulteriore specificazione, **i ceppi C toscani, isolati nel 2015, avevano la variante *fHbp*-1.13**. Questo per riaffermare che si tratta di ceppi diversi, seppur appartenenti al medesimo *finetype*.

In aggiunta ai casi di Berlino, anche a Parigi nel 2013, ci sono stati altri casi di IMD da MenC (6). In entrambe le epidemie, gli isolati dai soggetti con IMD erano rappresentati da ceppi che avevano un nuovo allele nella proteina legante il fattore H (*factor H binding protein o fHbp*) ed un gene *aniA* (7). La *fHbp* è una proteina della membrana esterna (sottocapsulare) che si lega al fattore H che regola negativamente alcuni fattori del complemento e tale azione migliora la sopravvivenza del batterio nel sangue (8, 9).

Come ripetutamente detto altrove, il gene *aniA* codifica una *nitrite reductase* che è espressa in condizioni di bassa tensione di ossigeno, permette la respirazione micro-aerobica, può essere richiesta nell'uretra (10) e potrebbe avere un ruolo nella colonizzazione della mucosa urogenitale (5). È sempre espressa dai gonococchi e più di 1/3 dei meningococchi C isolati sono in grado di esprimere il gene *aniA* a causa di varie mutazioni (11, 12).

Dal punto di vista generale, l'incidenza di IMD da MenC in Germania era di 0.95 casi/100.000 abitanti nel 2003 e poi si è ridotta a 0.34 nel 2013 dove predomina il MenB, seguito dal MenC (13). Dal 2006 in Germania cominciano a vaccinare contro il MenC tutti i bambini di 1 anno di età e per quelli più grandi si è proceduto sulla base della scelta individuale (14). L'incidenza della IMD è passata da 0.18 casi/100.000 abitanti del 2006 a 0.06 nel 2014, mentre l'incidenza della malattia da MenB si è ridotta da 0.45 a 0.25. Tuttavia, questa riduzione dell'incidenza riguarda la popolazione sotto i 25 anni ed era significativamente più grande per il MenC che per il MenB nella fascia di età 1-19 anni, ma non in altre fasce di età (15, 16).

Gli isolati delle due epidemie, berlinese e parigina, sono stati analizzati con tecniche genomiche e proteomiche. Sono stati pure analizzati gli isolati dalle **uretriti** che erano geneticamente identici in Francia e Germania. Il sequenziamento del genoma ha rivelato che gli isolati dell'epidemia di IMD nei soggetti MSM e gli isolati provenienti dai casi di uretriti appartenevano ad un **clade** all'interno del complesso clonale 11. Un *clade* è definito come un gruppo di organismi costituito da un antenato singolo comune e da tutti i discendenti di quell'antenato. Quindi, da un progenitore unico si sono prodotti dei discendenti che sono in grado di produrre IMD ed uretriti nei soggetti MSM e sono distribuiti all'interno del complesso clonale 11. Inoltre, l'analisi proteomica dimostra che i meningococchi esprimevano l'enzima *nitrite reductase*, che li rende capaci di crescere in un ambiente anaerobico come fanno i gonococchi. Gli isolati invasivi dai casi di IMD, ma non quelli provenienti dalle uretriti, esprimevano anche la proteina *fHbp*. Gli isolati dalle uretriti e gli isolati epidemici hanno seguito un percorso di adattamento congiunto, tra cui l'adattamento per il tratto urogenitale (17).

Diventa sempre più **plausibile anche la trasmissione sessuale dei meningococchi**, almeno in questa comunità, che si associa alla già nota trasmissione per via aerea. Trattandosi di un argomento delicato ed ad alto impatto, adesso cercherò di approfondire la tematica della possibile trasmissione sessuale dei meningococchi. Innanzitutto, non mi stancherò mai di ripetere che abbiamo a che fare con un grosso *"trasformista"* che è abilissimo a mutare plasticamente le sue strutture genetiche ed i suoi geni, è capacissimo di assumere DNA appartenente ad altri batteri ed è capace di integrarlo nel suo genoma con una certa facilità.

Come leggerete nel capitolo successivo, ci sono dei casi clinici di uretrite meningococcica (18) che sono prova e testimonianza del fatto che i meningococchi possono colonizzare, come i gonococchi, le vie genitourinarie (5). Gli ultimi casi di IMD di Berlino dimostrano l'emergenza di un genotipo particolarmente iperinvasivo (P1.5–1,10–8, F3-6) associato ad alta mortalità (19), come in Francia (6). Tutti gli isolati presentano una mutazione puntiforme caratteristica nel gene *fumC* che indica **il clone ET-15** (20) derivato dal complesso clonale 11 (cc11) che è stato osservato in Canada nel 1980 e da qui si è diffuso globalmente (21). Il cluster di casi di IMD che si sono verificati nei MSM di Parigi erano provocati dal medesimo genotipo C:P1.5–1,10–8:F3-6:cc11:ET-15 che già aveva provocato casi di IMD da sierogruppi C nella comunità dei MSM (19, 22). I laboratori francesi e tedeschi di riferimento hanno ricevuto per anni campioni provenienti da soggetti con uretriti/proctiti che hanno portato ad isolare meningococchi con l'identico genotipo **C:P1.5–1,10–8:F3-6:cc11:ET-15** (5).

La forza motrice di tutti questi cambiamenti è la plasticità genomica dei meningococchi che permette una rapida generazione di varianti con incrementata *fitness* per nicchie alternative (5). Così, il nuovo fenotipo *aniA*$^{+}$/*fHbp*$^{-}$ si associa alla **colonizzazione uretrale e rettale**, che poi provoca uretriti/proctiti e da qui parte la trasmissione sessuale. **I ceppi cc11/ET-15 sono meningococchi che si sono adattati allo stile di vita dei gonococchi e questa variante può essere largamente distribuita nella comunità MSM** (5). La reversione ad un fenotipo ipervirulento (*aniA*$^{+}$/*fHbp*$^{+}$) è possibile quando viene riacquisita la proteina *fHbp* funzionale, che incrementa la sopravvivenza batterica nel sangue. La reversione spontanea allo stato di *fHbp*$^{+}$ può verificarsi anche se a bassa frequenza.

La trasformazione e la ricombinazione durante una fase di carriage misto, o di un'infezione uretrale mista, può condurre alla reversione (22). Quindi, la preoccupazione per una possibile trasmissione sessuale è grande. Se la diffusione sarà confermata nella comunità MSM, risulterà chiaro, per chi crede nelle campagne vaccinali di questo tipo, che la stessa comunità MSM dovrebbe essere il target vaccinale da avviare a vaccinazione in tempi strettissimi (23, 24).

Il gene *aniA* codifica l'enzima *nitrite reductase* ed è espresso solo negli isolati dei MSM, ma **non in quelli degli adolescenti**. L'enzima è localizzato sulla membrana esterna della *Neisseria*, dove è espresso in condizioni di bassa tensione di ossigeno. Così diventa possibile la respirazione anaerobica (**riduzione dei nitriti**) sotto le condizioni in cui vive il gonococco nell'uretra (10). Nei ceppi dei meningococchi (ma non nei ceppi di gonococchi) il gene *aniA* porta frequentemente una mutazione puntiforme in un tratto specifico (*homopolymeric polyA tract*) che tronca la proteina rendendola non funzionale. Per cui, i meningococchi non necessariamente richiedono l'espressione del gene *aniA* per sopravvivere (10, 25, 26).

In definitiva, i meningococchi isolati dai MSM e dai casi di uretriti esprimono il gene *aniA* che consente al meningococco di adattarsi a condizioni anaerobiche dove può continuare a crescere similmente ai gonococchi, che sono sessualmente trasmessi.
L'espressione di *aniA* supporta i gonococchi e gli consente di vivere sotto anaerobiche condizioni ed al pH dell'uretra (25). L'analisi degli isolati, provenienti dall'epidemia di IMD nei MSM e dalle uretriti, ha consentito di scoprire che i meningococchi esprimevano il gene *aniA* che li rende potenzialmente in grado di sopravvivere anche in uretra (17). Inoltre, sulla superficie batterica è espressa la proteina *fHbp* che lega il fattore H provocando una sottoregolazione del complemento che facilita la sopravvivenza del batterio nel sangue. Tutti gli isolati provenienti da soggetti affetti da uretriti/proctiti, ed un solo isolato proveniente dai MSM, hanno un allele della *fHbp* 669 che origina un codone di stop prematuro (17). Pare che gli isolati invasivi provenienti dai MSM, con espressione funzionale della *fHbp*, siano più virulenti degli isolati provenienti da soggetti affetti da uretriti/proctiti. Il fattore H controlla il complemento poiché inattiva il $C3_b$ ed inibisce il legame del fattore B al $C3_b$, cui consegue la riduzione della produzione dell'enzima *C3 convertasi* (27).

È ora del tutto evidente che il **sesso orale** è una condizione che consente di mettere in contatto in faringe meningococco e gonococco, come è in grado di farlo nell'apparato urogenitale ed il sesso anale nei MSM può consentire (in caso di proctite) altri contatti. Così si spiega anche la condizione potenziale di *carriage misto in faringe* e *l'infezione uretrale mista*. Non diventa a questo punto difficile immaginare che queste pratiche sessuali coinvolgano **anche i rapporti eterosessuali** ed i rischi di trasmissione diventano anche in questo caso abbastanza concreti.

Bibliografia

1- CDC. Notes from the field: serogroup C invasive meningococcal disease among men who have sex with men—New York City, 2010–2012. Morb Mortal Weekly Rep. 2013; 61: 1048.
2- Simon MS, Weiss D, Gulick RM. Invasive Meningococcal Disease in Men Who Have Sex With Men. Ann Intern Med. 2013; 159 (4): 300–1.
3- Schmink S, Watson JT, Coulson GB, Jones RC, Diaz PS, Mayer LW, et al. Molecular Epidemiology of Neisseria meningitidis Isolates from an Outbreak of Meningococcal Disease among Men Who Have Sex with Men, Chicago, Illinois, 2003. J Clin Microbiol. 2007; 45 (11): 3768–70.
4- Tsang RSW, Kiefer L, Law DKS, Stoltz J, Shahin R, Brown S, et al.Outbreak of Serogroup C Meningococcal Disease Caused by a Variant of Neisseria meningitidis Serotype 2a ET-15 in a Community of Men Who Have Sex with Men. J Clin Microbiol. 2003; 41 (9): 4411–4.
5- Hellenbrand W, Claus H, Schink S, Marcus U, Wichmann O, Vogel U. Risk of Invasive Meningococcal Disease in Men Who Have Sex with Men: Lessons Learned from an Outbreak in Germany, 2012—2013. PLoS One. 2016; 11 (8): e0160126
6- Aubert L, Taha MK, Boo N, Le Strat Y, Deghmane AE, Sanna A, et al. Serogroup C invasive meningococcal disease among men who have sex with men and in gay-oriented social venues in the Paris region: July 2013 to December 2014. Eurosurveillance. 2015; 20 (3): pii = 21016.
7- Taha MK, Claus H, Lappann M, Veyrier FJ, Otto A, Becher D, et al. Evolutionary Events Associated with an Outbreak of Meningococcal Disease in Men Who Have Sex with Men. PLoS ONE. 2016; 11 (5): e0154047
8- Vu DM, Shaughnessy J, Lewis LA, Ram S, Rice PA, Granoff DM. Enhanced bacteremia in human factor H transgenic rats infected by Neisseria meningitidis. Infect Immun. 2012; 80 (2): 643–50.
9- Seib KL, Scarselli M, Comanducci M, Toneatto D, Masignani V. Neisseria meningitidis factor H-binding protein fHbp: a key virulence factor and vaccine antigen. Expert Review of Vaccines. 2015; 14 (6): 841–59.
10- Stefanelli P, Colotti G, Neri A, Salucci ML, Miccoli R, Di Leandro L, et al. Molecular characterization of nitrite reductase gene (aniA) and gene product in Neisseria meningitidis isolates: Is aniA essential for meningococcal survival? IUBMB Life. 2008; 60 (9): 629–36.
11- Barth KR, Isabella VM, Clark VL. Biochemical and genomic analysis of the denitrification pathway within the genus Neisseria. Microbiology. 2009; 155 (12): 4093–103.
12- Moir JW. A snapshot of a pathogenic bacterium mid-evolution: Neisseria meningitidis is becoming a nitric oxide-tolerant aerobe. Biochem Soc Trans. 2011; 39 (6): 1890–4.
13- Robert Koch-Institut. Meningokokken, invasive ErkrankungInfektionsepidemiologisches Jahrbuch 2012 Berlin: Mercedes Druck; 2012. p. 150–55.
14- STIKO. Mitteilung der Ständigen Impfkommission am Robert Koch-Institut: Begründung der STIKO-Empfehlungen zur Impfung gegen Pneumokokken und Meningokokken vom Juli 2006. Epidemiologisches Bulletin. 2006;31:255–67.
15- Hellenbrand W, Elias J, Wichmann O, Frosch M, Vogel U. Epidemiology of invasive meningococcal disease and impact of vaccination with meningococcal C conjugate vaccine in Germany, 2002–2010. J Infect. 2012; 66 (1): 48–56.
16- Robert-Koch-Institut. Zur Situation bei ausgewählten Infektionskrankheiten in Deutschland. Invasive Meningokokken-Erkrankungen, 2009–2011. Epidemiologisches Bulletin. 2012; 39: 389–97.
17- Taha MK, Claus H, Lappann M, Veyrier FJ, Otto A[3], Becher D, Deghmane AE, Frosch M, Hellenbrand W, Hong E, Parent du Châtelet I, Prior K, Harmsen D, Vogel U. Evolutionary Events Associated with an Outbreak of Meningococcal Disease in Men Who Have Sex with Men. PLoS One. 2016 May 11; 11 (5): e0154047.
18- Urra E, Alkorta M, Sota M, Alcala B, Martinez I, Barron J, et al. Orogenital transmission of Neisseria meningitidis serogroup C confirmed by genotyping techniques. Eur J Clin Microbiol Infect Dis. 2005; 24 (1): 51–3. Epub 2004/12/16.
19- Marcus U, Vogel U, Schubert A, Claus H, Baetzing-Feigenbaum J, Hellenbrand W, et al. A cluster of invasive meningococcal disease in young men who have sex with men in Berlin, October 2012 to May 2013. Euro Surveill. 2013; 18 (28).
20- Brehony C, Trotter CL, Ramsay ME, Chandra M, Jolley KA, van der Ende A, et al. Implications

of differential age distribution of disease-associated meningococcal lineages for vaccine development. Clin Vaccine Immunol. 2014; 21 (6): 847–53.
21- Ashton FE, Ryan JA, Borczyk A, Caugant DA, Mancino L, Huang D. Emergence of a virulent clone of Neisseria meningitidis serotype 2a that is associated with meningococcal group C disease in Canada. J Clin Microbiol. 1991; 29 (11): 2489–93.
22- Janda WM, Morello JA, Lerner SA, Bohnhoff M. Characteristics of pathogenic Neisseria spp. isolated from homosexual men. J Clin Microbiol. 1983; 17 (1): 85–91.
23- Weiss D, Varma J. Control of recent community-based outbreaks of invasive meningococcal disease in men who have sex with men in Europe and the United States. Euro Surveill. 2013; 18 (28).
24- Robert Koch-Institut. Empfehlung des Berliner Impfbeirates zur Impfung gegen Meningokokken-Erkrankungen bei Männern, die Sex mit Männern haben. Epidemiologisches Bulletin. 2013; 30: 281.
25- Householder TC, Belli WA, Lissenden S, Cole JA, Clark VL. cis- and trans-acting elements involved in regulation of ANIA, the gene encoding the major anaerobically induced outer membrane protein in Neisseria Gonorrhoeae. J Bacteriol. 1999; 181 (2): 541–51.
26- Ku SC, Schulz BL, Power PM, Jennings MP. The pilin O-glycosylation pathway of pathogenic Neisseria is a general system that glycosylates AniA, an outer membrane nitrite reductase. Biochem Biophys Res Commun. 2009; 378 (1): 84–9.
27- Zipfel PF, Skerka C, Hellwage J, Jokiranta ST, Meri S, Brade V, et al. Factor H family proteins: on complement, microbes and human diseases. Biochem Soc Trans. 2002; 30 (Pt 6): 971–8.

Capitolo 5

LA TRASMISSIONE SESSUALE: PARTE II

Normalmente, i meningococchi vivono da commensali sulla superficie mucosa del nasofaringe e questa sede è ritenuta essere la sola nicchia ecologica. Tuttavia, storicamente esistevano delle evidenze che la mucosa del nasofaringe non era il solo ambiente adatto alla sopravvivenza e diffusione dei meningococchi.

Givan et al. (1), nel 1977, in 84 pazienti isolano la *N. meningitidis* dalla **cervice uterina**, **dall'uretra**, dall'orofaringe e dal **canale anale**. In questo gruppo di persone erano presenti anche omosessuali maschi. Nel 1979, viene pubblicato un caso di **uretrite da meningococco** (2). Si trattava di un giovane maschio di 27 anni nel quale è stata scoperta la *N. meningitidis* di **sierogruppo X**. Nel 2011 viene pubblicato un altro caso di **uretrite** da *N. meningitidis* nelle Hawaii (3).

A Tokyo, nel marzo 2013, un maschio di 33 anni, sieropositivo all'HIV, contrae un'uretrite. 11 giorni prima della diagnosi ha avuto un rapporto orale ed anale con il suo partner maschile. La coltura della secrezione rivela che si tratta di *N. meningitidis* (4). Tanto in questo soggetto, quanto nel suo partner sessuale è stato identificato il medesimo sierotipo **W PorA 1.5,2** che appartiene al complesso clonale **ST-11/ET-37** (5). **L'uretrite** provocata dall'infezione con la *N. meningitidis* nei soggetti MSM **si ritiene sia associata al sesso orale** (6, 7). Altri isolati urogenitali di *N. meningitidis* riguardano i sierogruppi **B**, **Y** e **C** (6, 7).

La comunità MSM ha un'alta frequenza di portatori sani (carrier rinofaringeo) che può superare il 50% (8-10), mentre i carrier uretrali arrivano allo 0.7% e quelli rettali al 2.0% (10). I soggetti MSM con multipli contatti sessuali hanno un maggior rischio di IMD (l'altro noto fattore di rischio è il consumo di droghe) e tra di loro a Berlino si sono diffusi due ceppi C:P1.5–1,10–8:F3-6:fHbp361 e C:P1.5–1,10–8:F3-6:fHbp766. Tali ceppi sono isolati essenzialmente nei maschi che hanno un gene *aniA* intatto che è capace di esprimere l'enzima *nitrite reductase* che facilita la sopravvivenza in un ambiente microanaerobico e supporta l'ipotesi che la trasmissione sessuale può giocare un ruolo nell'epidemia di IMD nella comunità MSM.

Epidemie nella comunità omosessuale maschile (MSM)

Ci sono state diverse epidemie di IMD nei soggetti MSM (11-14), tutte da sierogruppo C (MenC) con sequenza tipo ST-11 e **tipo elettroforetico (ET) 37/15**. Ci sono stati 6 casi a Toronto e 6 casi a Chicago, ma la diffusione è stata bloccata con la vaccinazione della comunità MSM con il vaccino anti-MenC (13, 14). A New York City ci sono stati 22 casi tra il 2010 ed il 2013 e sono stati compiuti importanti sforzi per vaccinare gli MSM (12, 15). Nel secondo semestre del 2014 ci sono stati altri 5 casi (15). Ancora, nel 2015 a Chicago si sono verificati altri 7 casi di IMD da MenC in MSM (16). L'epidemia d Berlino e quella di Parigi sono state ben studiate e le tratterò a parte.

Epidemia di Berlino

Tra il 2012 ed il 2013 a Berlino, c'è stata un'epidemia di IMD nella comunità MSM. Dagli isolati derivati dai casi di IMD (13 totali in questi soggetti, 11 da sierogruppo C e 2 da sierogruppo B) si è capito che tutti i MenC appartenevano al finetype C:P1.5-1,10-8:F3-6 (17). 9 isolati su 11 hanno un nuovo allele *fHbp* 766. Inoltre, Tutti i ceppi C:P1.5-1,10-8:F3-6 derivati dai MSM e 16/23 derivati da soggetti non MSM hanno un gene *aniA* intatto. Il gene *aniA* intatto esisteva già dal 2007 e questi ceppi sostanzialmente si associano alle proteine sottocapsulari fHbp361, fHbp766 ed fHbp813. Il gene *aniA* intatto dice che la codifica dell'enzima *nitrite reductase* è presente ed esso permette la sopravvivenza in un ambiente microanaerobico e può essere coinvolto nella trasmissione del meningococco nei soggetti, attraverso la colonizzazione urogenitale. Le implicazioni epidemiologiche sono notevoli perché la nuova nicchia e la nuova via di trasmissione di ceppi iperinvasivi inaugura scenari planetari non sufficientemente valutati al momento. Non appare illogico pensare che questi ceppi con gene *aniA* intatto siano in grado di sopravvivere in uretra e che per tale motivo potrebbero essere coinvolti nella trasmissione sessuale del meningococco, trasmissione che forse ha avuto un ruolo nell'epidemia di IMD nella comunità MSM (17). Infine, gli altri isolati avevano il medesimo *finetype* ed erano in grado di esprimere il gene *aniA* con il codone di stop.

Da luglio 2013, la comunità MSM comincia ad essere vaccinata in Germania, con un vaccino MenC e si stima che circa il 70% dei MSM sia già stato vaccinato (25).

Cluster di Parigi

Anche a Parigi nel 2013 si è verificato un cluster di IMD da MenC, dovuti al medesimo *finetype* tedesco (18). Tanto nella comunità berlinese, quanto nella francese c'era un distinto allele che codifica la proteina *fHbp* ed un gene *aniA* (17-21). Come detto, la *fHbp* facilita la sopravvivenza del germe nel sangue (20, 21). L'enzima *nitrite reductase* è sempre espresso nei gonococchi, ma oltre 1/3 degli isolati MenC era in grado di esprimere il gene *aniA* a causa di varie mutazioni (22-24). Gli isolati tedeschi e francesi da casi di IMD da MenC in MSM, e da pazienti con uretriti, hanno un gene intatto *aniA*, mentre una parte degli isolati provenienti dai *non-MSM* in Germania (7 su 23), con il medesimo *finetype*, non erano capaci di esprimere il gene a causa della presenza di un codone di stop (19). Sembra che la trasmissione sessuale possa aver avuto un ruolo nell'emergenza di questo clone nella comunità MSM (19).

I casi di Chicago

Dopo i primi 6 casi, la diffusione è stata bloccata con la vaccinazione della comunità MSM con il vaccino anti-MenC (13, 14). Nel 2015 si sono verificati altri 7 casi di IMD da MenC in MSM (16). Comunque, lo studio condotto su 815 MSM ha chiarito quale fosse la misura dei carrier. Infatti, il 42.5% era portatore del meningococco in orofaringe, mentre i gonococchi erano presenti in uretra (18,5%), retto (16.3%) ed orofaringe (5,6%). Da 6 pazienti sono stati recuperati meningococchi in uretra e da 15 dal retto. Alcuni erano identici agli isolati dell'orofaringe, mentre altri erano diversi.

La trasmissione eterosessuale

In Giappone, tra il 2001 ed il 2006, sono stati decritti 14 casi di uretrite da *N. meningitidis* (28). 8 casi su 14 ammettono di aver avuto rapporti sessuali con prostitute prima dell'esordio dell'uretrite. Molti di loro riferiscono di aver praticato sesso orale. Gli isolati dai casi erano così distribuiti: 10 erano del **sierogruppo Y**, 1 del **sierogruppo B** e 3 non erano identificabili o classificabili. Sui 9 ceppi tipizzati, 7 ceppi erano ST-23.

I casi di **uretrite** da *N. meningitidis*, contratta con un rapporto sessuale che include **un rapporto orale eterosessuale**, aggiungono prove alla già evidente trasmissione sessuale della *N. meningitidis* tra la comunità omosessuale maschile (MSM).

Sopravvivenza ed invasività dei meningococchi

La *N. meningitidis* ha la capacità di colonizzare e di provocare malattia invasiva in conseguenza della sua capacità di sopravvivere nella mucosa nasofaringea e nelle condizioni di scarsa presenza di ossigeno incontrate anche durante il processo invasivo. Sebbene la *N. meningitidis* sia aerobica, ha anche la capacità di sopravvivere in ambiente scarsamente ossigenati se sono presenti nitriti che possono agire da accettori di elettroni, in una via di nitrificazione parziale.

Nella *N. gonorrhoeae* la condizione anaerobica induce l'espressione dell'enzima *nitrite reductase* (codificata dal gene *aniA*) che riduce il nitrito (NO_2^-) a nitrato (NO). Al pari della *N. gonorrhoeae* (26), la *N. meningitidis* può consumare nitriti in condizioni di limitata disponibilità di ossigeno. Quindi, la *N. meningitidis* può anche vivere in ambienti dove esiste scarsa disponibilità di ossigeno esprimendo il sistema che usa il nitrito al posto dell'ossigeno come accettore di elettroni. Per la vita aerobica, la via che utilizza l'ossigeno è sempre attivata, mentre se si presenta la necessità di adattarsi a condizioni microanaerobiche viene anche attivata la via dei nitriti. A tal fine, oltre al gene *aniA*, serve anche il prodotto del gene *NorB* (codifica la *nitric oxide reductase*). Entrambi gli enzimi sono importanti per la sopravvivenza del batterio in presenza di nitriti e sotto condizioni microanaerobiche (22). **La *N. meningitidis* di sierogruppo B è capace di consumare nitriti per produrre ossido nitrico.** Se il gene *NorB* è eliminato la crescita batterica è inibita, si accumula ossido nitrico e la cellula si intossica (22). In condizioni microaerobiche, la denitrificazione serve per il trasferimento di elettroni e se si accumula ossido nitrico diventa una via alternativa per la respirazione cellulare (22).

Il nasofaringe è una nicchia ecologica stabile e la sua colonizzazione è comune con una percentuale di carrier compresa tra il 10% ed il 35% (27). La malattia è più frequente nei lattanti, ma la condizione di portatore è rara nell'infanzia. Viceversa, nei giovani adulti i carrier possono arrivare al 55% e la malattia può avere una diversa incidenza sotto la pressione delle varie campagne vaccinali. Tuttavia, nella fascia di età laddove si concentrano i portatori sani, non si concentra il picco d'incidenza massima della malattia. Ne deriva che, vaccinare gli adolescenti ed i giovani adulti potrebbe avere uno scarsissimo valore aggiunto personale, ma, nell'ottica di chi concepisce queste campagne vaccinale, vaccinare la fascia di età che concentra i portatori sani dovrebbe sortire l'effetto di contrastare la diffusione della malattia invasiva (IMD). Potrebbe però, a mio modesto avviso aprire la porta al danno poiché **la condizione di portatore** (fatti salvi i rari casi in cui questa condizione si trasforma rapidamente in malattia) **consente al soggetto di costruire la sua immunità naturale contro i meningococchi**.

Bibliografia

1- Givan KF, Thomas BW, Johnston AG. Isolation of Neisseria meningitidis from the urethra, cervix, and anal canal: further observations. Br J Vener Dis. 1977 Apr; 53 (2): 109–112.

2- Gregory JE, Crook R, Keeler G. Urethritis Attributable to Neisseria meningitidis, Group X: A Case Report. J Natl Med Assoc. 1979 Sep; 71 (9): 845–846.

3- Katz AR, Chasnoff R, Komeya A, Lee MV. Neisseria meningitidis urethritis: a case report highlighting clinical similarities to and epidemiological differences from gonococcal urethritis. Sex Transm Dis. 2011 May; 38 (5): 439-41.

4- Hayakawa K, Itoda I, Shimuta K, Takahashi H, Ohnishi M. Urethritis caused by novel Neisseria meningitidis serogroup W in man who has sex with men, Japan. Emerg Infect Dis. 2014 Sep; 20 (9): 1585-7.

5- http://pubmlst.org/neisseria/

6- Janda WM, Morello JA, Lerner SA, Bohnhoff M. Characteristics of pathogenic Neisseria spp. isolated from homosexual men. J Clin Microbiol. 1983; 17: 85–91.

7- Oishi T, Ishikawa K, Tamura T, Tsukahara M, Goto M, Kawahata D, Precautions to prevent acute

urethritis caused by Neisseria meningitidis in Japan [in Japanese]. Rinsho Byori. 2008; 56: 23–8.
8- Bisaillon JG, Turgeon P, Dubreuil D, Beaudet R, Sylvestre M, Ashton FE . In Vitro Inhibition of Growth of Neisseria gonorrhoeae by Neisseria meningitidis Isolated from the Pharynx of Homosexual Men. Sex Transm Dis. 1984; 11 (4): 296–300.
9- Faur YC, Wilson ME, May PS. Isolation of N. meningitidis from patients in a gonorrhea screen program: a four-year survey in New York City. Am J Public Health. 1981; 71 (1) :53–8.
10- Janda WM, Bohnhoff M, Morello JA, Lerner SA. Prevalence and site-pathogen studies of Neisseria meningitidis and N. gonorrhoeae in homosexual men. JAMA. 1980; 244 (18): 2060–4.
11- CDC. Notes from the field: serogroup C invasive meningococcal disease among men who have sex with men—New York City, 2010–2012. Morb Mortal Weekly Rep. 2013; 61: 1048.
12- Simon MS, Weiss D, Gulick RM. Invasive Meningococcal Disease in Men Who Have Sex With Men. Ann Intern Med. 2013; 159 (4): 300–1.
13- Schmink S, Watson JT, Coulson GB, Jones RC, Diaz PS, Mayer LW, et al. Molecular Epidemiology of Neisseria meningitidis Isolates from an Outbreak of Meningococcal Disease among Men Who Have Sex with Men, Chicago, Illinois, 2003. J Clin Microbiol. 2007; 45 (11): 3768–70.
14- Tsang RSW, Kiefer L, Law DKS, Stoltz J, Shahin R, Brown S, et al. Outbreak of Serogroup C Meningococcal Disease Caused by a Variant of Neisseria meningitidis Serotype 2a ET-15 in a Community of Men Who Have Sex with Men. J Clin Microbiol. 2003; 41 (9): 4411–4.
15- Kratz MM, Weiss D, Ridpath A, Zucker JR, Geevarughese A, Rakeman J, et al. Community-Based Outbreak of Neisseria meningitidis Serogroup C Infection in Men who Have Sex with Men, New York City, New York, USA, 2010–2013. Emerg Infect Dis. 2015; 21 (8): 1379–86.
16- Kamiya H, MacNeil J, Blain A, Patel M, Martin S, Weiss D, et al. Meningococcal Disease Among Men Who Have Sex with Men—United States, January 2012-June 2015. MMWR Morb Mortal Wkly Rep. 2015; 64 (44): 1256–7.
17- Hellenbrand W, Claus H, Schink S, Marcus U, Wichmann O, Vogel U. Risk of Invasive Meningococcal Disease in Men Who Have Sex with Men: Lessons Learned from an Outbreak in Germany, 2012-2013. PLoS One. 2016 Aug 3; 11 (8): e0160126.
18- Aubert L, Taha MK, Boo N, Le Strat Y, Deghmane AE, Sanna A, et al. Serogroup C invasive meningococcal disease among men who have sex with men and in gay-oriented social venues in the Paris region: July 2013 to December 2014. Eurosurveillance. 2015; 20 (3): pii = 21016
19- Taha M-K, Claus H, Lappann M, Veyrier FJ, Otto A, Becher D, et al. Evolutionary Events Associated with an Outbreak of Meningococcal Disease in Men Who Have Sex with Men. PLoS ONE. 2016; 11 (5): e0154047
20- Vu DM, Shaughnessy J, Lewis LA, Ram S, Rice PA, Granoff DM. Enhanced bacteremia in human factor H transgenic rats infected by Neisseria meningitidis. Infect Immun. 2012; 80 (2): 643–50.
21- Seib KL, Scarselli M, Comanducci M, Toneatto D, Masignani V. Neisseria meningitidis factor H-binding protein fHbp: a key virulence factor and vaccine antigen. Expert Review of Vaccines. 2015; 14 (6): 841–59.
22- Stefanelli P, Colotti G, Neri A, Salucci ML, Miccoli R, Di Leandro L, et al. Molecular characterization of nitrite reductase gene (aniA) and gene product in Neisseria meningitidis isolates: Is aniA essential for meningococcal survival? IUBMB Life. 2008; 60 (9): 629–36.
23- Barth KR, Isabella VM, Clark VL. Biochemical and genomic analysis of the denitrification pathway within the genus Neisseria. Microbiology. 2009; 155 (12): 4093–103.
24- Moir JW. A snapshot of a pathogenic bacterium mid-evolution: Neisseria meningitidis is becoming a nitric oxide-tolerant aerobe. Biochem Soc Trans. 2011; 39 (6): 1890–4.
25- Koch J, Hellenbrand W, Schink S, Wichmann O, Carganico A, Drewes J, et al. Evaluation of a temporary vaccination recommendation in response to an outbreak of invasive meningococcal serogroup C disease in men who have sex with men in Berlin, 2013–2014. Euro surveillance: bulletin Europeen sur les maladies transmissibles = European communicable disease bulletin. 2016; 21 (5).
26- Mellies J, Jose J, Meyer TF. The Neisseria gonorrhoeae gene ANIA encodes an inducible nitrite reductase. Mol. Gen. Genet. 1997, 256: 525–532.
27- Read RC. Neisseria meningitidis; clones, carriage, and disease Clin Microbiol Infect 2014; 20: 391–395.
28- Oishi T, Ishikawa K, Tamura T, Tsukahara M, Goto M, Kawahata D, Yamamoto M, Okuzumi K, Fukutake K. Precautions regarding prevent acute urethritis caused by Neisseria meningitidis in Japan. Rinsho Byori. 2008 Jan; 56 (1): 23-8.

Capitolo 6

LA MENINGITE IN TOSCANA

Anche se esiste questa terminologia che mi è particolarmente invisa, vorrei cominciare come quelli che guardano alle cose con *"la benda sugli occhi"*, e cioè, vorrei cominciare a *"sfatare un mito"*, chiedendovi scusa fin da ora per aver usurpato questa scientifica terminologia. Il **mito** è quello che riguarda l'origine del ceppo C ST-11, attualmente causa principale di IMD in Toscana. Non ritenendo appropriato citare in un mio libro personaggi che esprimono opinioni non surrogate dai fatti, vi dico subito che **il primo riscontro in Italia della linea ipervirulenta C ST-11 non è imputabile alla lussuosa nave da crociera** che approdò nel porto di Livorno nel 2012 con 4 casi di IMD, sbarcati ed ivi trattati. Solo per inciso, da quei 4 casi poi non ci sono stati dei casi secondari.

Come hanno scritto *Fazio et al.* (1), ci sono stati due clusters di IMD nel Nord Italia nel 2007 e 2008, provocati entrambi dal meningococco C. Su un totale di 10 casi di IMD esaminati, 6 sono stati casi mortali. Tutti i ceppi isolati erano C:2a:P1.5 ST-11/ET-37. Più precisamente, si sono verificati 7 casi nel Veneto e 3 in Lombardia. I ceppi avevano la formula antigenica C:2a:P1.5 ed appartenevano al complesso clonale ST-11/ET-37, secondo il sistema di classificazione MLST (1). Per quello che è il nostro interesse successivo, il *finetype* era: C:P1.5-1,10-8:F3-6:ST-11. Inoltre, dal 2005 al 2008 sono stati isolati 49 meningococchi C con complesso clonale ST-11/ET-37.

La nave da crociera nel porto di Livorno

I casi si sono verificati nell'ottobre del 2012 e si trattava di 4 casi di IMD, uno dei quali è morto (2). Sono stati sbarcati nel porto di Livorno per il ricovero. Non è stata identificata una comune origine nell'inchiesta condotta e non ci sono stati casi secondari. All'analisi VNTR tutti e 4 i ceppi avevano un profilo unico che **era differente da tutti gli altri complessi clonali ST-11 circolanti ed isolati in Italia** (3) ed il *finetype* era: C:P1.5-1,10-8:F3-6:ST-11 (2). Il gene *pena* aveva il medesimo allele (248) che spesso si associa ad una ridotta sensibilità alla penicillina (0.06<MIC≤1 mg/L). Inoltre, l'allele *PorB* era 2-2 per tutti (4).

Una pericardite in Sardegna

Un giovane uomo sardo di 32 anni ha contratto una pericardite purulenta da meningococco causata dal ceppo iperinvasivo appartenente al complesso clonale ST-11. Il *finetype* C:P1.5–1,10–8:F3–6:ST-11 (cc11) rappresenta il 61% di tutti i ceppi di sierogruppo C isolati nel periodo 2012-2015 ed è un ceppo emergente in Italia e nel mondo (5).

La Toscana nel 2015

L'Italia è considerata una Nazione a bassa incidenza di malattia invasiva meningococcica (IMD), con predominanza dei sierogruppi capsulati B e C (6). Le autorità sanitarie della Toscana hanno introdotto il vaccino coniugato MCC nel 2005 con tre dosi eseguite a tutti i bambini ai tempi: 3, 5 e 13 mesi (sono passati ad una sola dose da eseguire a 13 mesi a partire dal 2008) a cui hanno associato una campagna *catch-up* di immunizzazione fino ai 6 anni con una sola dose. Nel 2007, altra campagna *catch-up* con una singola dose di MCC nella fascia di età 11-14 anni. A livello nazionale, la vaccinazione MCC è partita nel 2012 (7).

Nel 2014 ci sono stati 156 casi in Italia di IMD (154 da MenB) con solo due casi di menC con conferma di laboratorio. Nella Toscana l'incidenza della malattia invasiva era di 0,2 casi/100.000 abitanti, prima dell'introduzione della vaccinazione MenC (2000-2005). Secondo *Stefanelli et al.* (8), l'incidenza di IMD declinava allo 0.07 dopo l'introduzione della vaccinazione (2006-2014), per poi produrre un picco dello 0.7 nel 2015. Tutto ciò a dispetto dell'alta copertura vaccinale esistente nella Regione. Infatti, la popolazione toscana ha raggiunto una copertura vaccinale dell'87,2%, nel 2012 (8), mentre la coorte dei nati nel 2013 ha una copertura vaccinale, a fine 2015, del 90,85%.

I dati in mio possesso (13, 14) mi hanno consentito di calcolare l'incidenza di IMD (dati ISS ed ISTAT) che è leggermente diversa, come la tabella 1 dimostra. Nella realtà, prima dell'inizio della campagna vaccinale con vaccino coniugato MCC (2005), la prevalenza in Toscana della IMD era di 0,20 casi/100.000 abitanti, mentre **nei primi due mesi del 2016 è 10 volte più grande** (0,20 *vis* 1,98). Perciò, **questi numeri inconfutabili non depongono per un successo vaccinale.**

Tabella 1: Casi di IMD in Italia e Toscana nel periodo 2011-2015.

Anno	Casi italiani		Incidenza di casi su 100.000 abitanti	
	Casi toscani	Casi totali	TOSCANA	**ITALIA**
Prima del 2005			**0,20**	
2011	12	152	0,32	0,25
2012	18	138	0,49	0,23
2013	12	172	0,32	0,29
2014	16	163	0,42	0,27
2015	38*	168*	**1,01***	
1° Bimestre 2016	12**		**1,98****	

* Dati Parziali.
** Eurosurveillance, Volume 21, Issue 12, 24 March 2016 (12).

L'incidenza dei casi in Toscana è più che triplicata dal 2011 al 2015 (dati parziali che possono solo peggiorare la situazione, quando definitivi), mentre il dato dell'incidenza a livello dell'intera popolazione italiana si è spostato da 0,25 a 0,27 (praticamente immutato). Come si evince da questi dati, la campagna d'immunizzazione dura da 11 anni, con un ampio coinvolgimento della popolazione infantile e giovanile e con due campagne di recupero vaccinale importanti (*catch-up*). Queste sono le misure sanitarie passate, che ora sono integrate dalle disposizioni recenti tese a fronteggiare la presunta epidemia toscana.

A dispetto dell'energica campagna vaccinale, i casi di IMD dovuti ai ceppi con il complesso clonale ST-11 (cc11) continuano a verificarsi. I meningococchi cc11 (MenC:cc11) sono considerati altamente virulenti e capaci di provocare epidemie. Come detto prima, nei primi 10 mesi del 2015 l'incidenza della IMD da MenC in Toscana era attorno allo 0.7/100.000 abitanti, che **è quasi 10 volte più alta** di quella aspettata per l'intero anno in Toscana a partire dall'inizio della campagna vaccinale e del suo divenire (2005-2014). Anche rispetto all'epoca pre-vaccinale (incidenza 0,2), l'incidenza di inizio 2015 è quasi quadruplicata (0,7 vis 0,2).

Tra gennaio ed ottobre 2015, si sono realizzati in Toscana 28 casi di IMD da meningococco C (8). Tutti i ceppi avevano il complesso clonale 11 (cc11). Su 24 campioni la sequenza riscontrata era ST-11, ma in 2 era ST-2780. Tutti avevano la variante *fHbp*-1.13. Tra i casi di IMD, c'erano due pazienti che avevano ricevuto il vaccino MenC 8 anni prima dell'inizio della malattia, ed uno che era stato vaccinato due anni prima della IMD, mentre i rimanenti non erano vaccinati. Tutti gli isolati avevano il noto *finetype* C:P1.5-1,10-8:F3-6:ST-11.

Non avendo a disposizione i dati della prevalenza dei carrier dei MenC nel corso dell'epidemia (fasce di età dei portatori), la strategia vaccinale in risposta all'epidemia si è basata sull'assunzione che la protezione vaccinale è di breve durata nei bambini e nei lattanti e che esiste una rapida circolazione dei ceppi di MenC negli adolescenti e giovani adulti non vaccinati (9, 10). Le autorità sanitarie hanno adottato un'energica campagna vaccinale in risposta a questa situazione, **vaccinando gli adolescenti non vaccinati e praticando una dose booster nei vaccinati**. Gli autori ritengono che la mancanza del programma di recupero vaccinale (*catch-up*) che coinvolga gli adolescenti ed i giovani adulti, che sono considerati i principali portatori e veicolo di trasmissione, è probabilmente la spiegazione, almeno in parte, dell'eccesso di malattia invasiva osservata in Toscana (8). Questa spiegazione ha almeno tre limiti:

1- Nel 2007, c'è stata una campagna *catch-up* con una singola dose di MCC nella fascia di età 11-14 anni.

2- Non disponendo di nessuna informazione sui carrier e sulle vie di trasmissione, non si può ipotizzare nessuna grande responsabilità a carico di adolescenti e giovani adulti.

3- La copertura vaccinale era dell'87,2%, nel 2012. Difficile pensare che quel 13% scarso di popolazione non vaccinata sia tutta composta da adolescenti e giovani adulti.

Resta comunque sempre valida l'evidenza che gli adolescenti ed i giovani adulti sono i portatori principali della *N. meningitidis*, come resta valida la constatazione che i dati relativi alle condizioni degli eventuali portatori nella sede del focolaio non sono disponibili (8). Queste non sono questioni di poco conto poiché molto spesso i ceppi isolati nei portatori non sono gli stessi responsabili della malattia.

La Toscana ad inizio 2016

In Toscana, nel 2015 si sono verificati 31 casi di IMD da *N. meningitidis* di sierogruppo C e 12 in due mesi del 2016 (gennaio e febbraio). **L'incidenza** dei casi di sierogruppo C è salita molto di più rispetto ai precedenti anni per arrivare a **0.83 nel 2015 ed a 1.98 nei primi due mesi del 2016** (12). Come sopra riferito, l'incidenza di IMD da MenC, prima dell'inizio della campagna vaccinale, era di 0,2 casi/100.000 abitanti (0,2 vis 1,98 significa **10 volte di più**). Questi autori (12) presentano i 43 casi di IMD da MenC, verificatesi in Toscana a partire da gennaio 2015 fino a febbraio 2016. Su 43 casi i morti sono stati 10 (23%). Inoltre, in Toscana il numero totale di casi di IMD era di 16 (2 casi da MenC) nel 2014 e 12 nel 2013 (3 casi da MenC). 35 isolati su 40 erano *C:P1.5–1,10–8:F3–6:ST-11(cc11)*. Tra i casi di IMD, 5 soggetti erano vaccinati (12%) con vaccino coniugato (MCC).

Recenti dati dicono che su 38 casi totali del 2015, 31 sono dovuti al sierogruppo C (81% del totale) la cui incidenza relativa sulla popolazione è di 0,82 (0,99 la totale). Ma ancora peggiori sono i dati della mortalità da IMD con 6 morti su 31 casi da MenC nel 2015 (19%) e 6 morti su 26 casi nel 2016 (23%). Inoltre, la tabella 2 presenta l'andamento nella popolazione italiana dei sierogruppi.

Tabella 2: dati degli ultimi 5anni sulla prevalenza dei sierogruppi in Italia.

Gruppo	**Percentuale dei sierogruppi per anno**				
	2011	2012	2013	2014	2015
A	1	1	0	1	0
B	**65**	51	48	48	**41**
C	**17**	30	31	31	**40**
W	3	1	4	7	5
Y	14	17	16	13	14

Anche questi dati sembrano diversi da quelli propagandati. Infatti, la prevalenza del sierogruppo B è scesa dal 65% del 2011 al 41% nel 2015 (-24%). Viceversa, sotto campagna vaccinale nazionale, i casi da sierogruppo C sono passati dai 17 del 2011 ai 40 del 2015 (+ 23%).

Una pausa di riflessione sui numeri

1- L'incidenza di IMD da MenC è passata dallo 0,2 dell'epoca pre-vaccinale (prima del 2005) all'1,98 dell'inizio 2016 (**10 volte maggiore, sotto campagna vaccinale massiva**).

2- **La mortalità** che segue la malattia invasiva **è altissima**, pari al 23% dei casi.

3- Dai due casi di IMD da MenC del 2014, si è passati ai 31 del 2015 (**15 volte di più**).

4- Il *finetype* C:P1.5–1,10–8:F3–6:ST-11(cc11) domina la scena Toscana.

5- **La malattia invasiva è provocata dal sierogruppo bersagliato dalla campagna vaccinale.**

6- La copertura vaccinale dell'intera popolazione toscana è prossima al 90% (8).

7- Il *finetype* dominante attualmente è identico a quello della nave, ma non è lo stesso (3). Pare che sia abbastanza imparentato con altri ceppi circolanti in Italia a partire dal 2007.

La risposta delle Autorità Sanitarie

La campagna di immunizzazione è stata ulteriormente implementata a partire dal 30 marzo 2015 con una singola dose di un vaccino polisaccaridico coniugato ACYW da praticare alla fascia di età 11-19 anni, **indipendentemente dalla vaccinazione già eseguita o non eseguita di tipo MCC**. Poi, si pensa di vaccinare la fascia di età 20-44 anni residente nelle aree laddove c'è stato almeno un caso di IMD (a partire dal 2015) provocato dalla *N. meningitidis* di sierogruppo C (Arezzo, Empoli, Firenze, Lucca, Massa, Pistoia, Pisa, Prato e Versilia). Il bilancio del 2015 dice che sono state eseguite 120.272 vaccinazioni nei bambini e negli adolescenti di età compresa tra 11 e 19 anni, portando la copertura vaccinale a questa età al 42.5%. Inoltre, 109.101 individui di età compresa tra 20 e 44 anni erano vaccinati (copertura 14%).

È evidente che le percentuali di copertura si riferiscono al vaccino quadrivalente polisaccaridico coniugato ACYW, e non al solo MCC che già aveva coperture vicine al 90% della popolazione generale. Nonostante questi sforzi, nel febbraio 2016, sono aumentati i casi in altri gruppi di età e la vaccinazione è stata estesa all'intera Regione Toscana ed alle persone più grandi usando il vaccino monovalente C in alternativa al quadrivalente.

Le misure deliberate dalla Regione Toscana (15)

Le misure deliberate dalla Regione Toscana per fronteggiare l'epidemia del 2015 consistono in misure di sanità pubblica e misure aggiuntive. Le misure confermano la vaccinazione antimeningococco C a 13 mesi ed una campagna *catch-up* che coinvolge tutti i ragazzi da 11 a 20 anni, indipendentemente dalla pregressa vaccinazione ai 13 mesi.

Personalmente destano in me perplessità le misure aggiuntive che non sono state mai adottate in altre parti del mondo, per quella che è la mia conoscenza della tematica trattata. Si tratta di misure lasciate al libero arbitrio del cittadino e, come tali, privi di strategia vincente. Comunque, queste misure aggiuntive dureranno fino al 31 marzo 2017. Senza qui riportarle, si vaccinano soggetti tra i 20 ed i 45 anni su richiesta e soggetti oltre i 45 anni che devono partecipare alla spesa del vaccino. Comunque, i casi di meningite si concentrano nella *"Valle dell'Arno"*, nella zona compresa tra Firenze, Prato, Pistoia e l'Empolese.

In Italia

In tutta Italia l'incidenza del sierogruppo Y è passata dallo 0,01 del 2008/2009 allo 0,02 del 2012/13. Nel sierogruppo B il complesso clonale più spesso isolato era ST-41/44, mentre per il sierogruppo C la frequenza massima riguardava il complesso clonale ST-11. Il complesso clonale ST-41/44 predominava in tutti i gruppi di età, mentre il complesso ST-11 non era identificato nei lattanti di età inferiore ad un anno (16).

Oltre il tecnocratismo

Il cittadino toscano che deve fare? Le direttive spettavano a chi di competenza impartirle, ma la risposta è una sola: **vaccinatevi.** Al tema monocorde si potrebbe rispondere con altra domanda: ma **chi si deve vaccinare se la copertura attuale è altissima?**

Il cittadino toscano non può prendere iniziative personali in merito alla vaccinazione perché la decisione del singolo non cambia l'essenza del problema e può produrre danno a se stesso.

Gli scienziati non hanno recepito il messaggio che ha lanciato il meningococco C in Toscana, hanno dimenticato le avvertenze che io ho sottoposto alla vostra attenzione in questo libro quando si raccomandava di **porre particolare attenzione se in un'area geografica, sottoposta a campagna vaccinale di massa, i casi di IMD sono provocati dallo stesso sierogruppo contro il quale è diretto il vaccino monovalente**. Gli scienziati non hanno idea della condizione dei carrier perché fino a Natale 2016 non ci sono studi pubblicati in merito, casomai servissero a qualcosa.

L'unico studio che può avere senso in questa condizione, deteriorata sul campo e mediaticamente, è lo studio sulla durata dell'immunità procedendo a **dosare la SBA** in un campione di soggetti a distanza variabile dell'iniezione del vaccino, per poter comprendere quanto essa dura e spiegare ai genitori di quel bambino di 4 anni perché ha preso la meningite dopo 3 anni dalla vaccinazione, senza nascondersi dietro l'alibi del *"non responder"*.

Il cittadino toscano ora sa che prima della vaccinazione (2005) l'incidenza della IMD era 10 volte inferiore a quella di inizio 2016, ha appreso che i casi attuali sono gravati da un'alta mortalità (23%) e versa in una condizione di cronica disinformazione. La precarietà della sua condizione mentale in merito a questo terrore mediatico necessita di pronto trattamento con la verità. E la verità, piacevole o meno che sia, dice che la Regione più vaccinata d'Italia si trova a combattere contro un nemico che pensava di poter sconfiggere con una vaccinazione di massa.

Non entro in merito alle convinzioni sul **test molecolare** per caratterizzare gli isolati da IMD, non voglio neanche discutere degli effetti del test sulla reale incidenza della malattia, perché il libro contiene ben altre questioni scientifiche da vagliare in *santa pace*.

Bibliografia

1- Fazio C, Neri A, Tonino S, Carannante A, Caporali MG, Salmaso S, et al. Characterization of Neisseria meningitidis C strains causing two clusters in the north of Italy in 2007 and 2008. Euro Surveill. 2009; 14: 19179.
2- Stefanelli P, Fazio C, Neri A, Isola P, Sani S, Marelli P, et al. Cluster of invasive Neisseria meningitidis infections on a cruise ship, Italy, October 2012. Euro Surveill. 2012; 17: 20336.
3- Stefanelli P, Fazio C, Sofia T, Neri A, Mastrantonio P. Serogroup C meningococci in Italy in the era of conjugate menC vaccination. BMC Infect Dis. 2009; 9:135.
4- PubMLST Neisseria Sequence Typing Home Page. Available from: http://pubmlst.org/neisseria.
5- Fazio C, Castiglia P, Piana A, Neri A, Mura MS, Caruana G, Vacca P, Anselmo A, Ciammaruconi A, Fortunato A, Palozzi AM, Fillo S, Lista F, Stefanelli P. Pericarditis Caused by Hyperinvasive Strain of Neisseria meningitidis, Sardinia, Italy, 2015. CDC, Volume 22, Number 6—June 2016.
6- http://www.iss.it/binary/mabi/cont/Report_MBI_20150323_V8.pdf
7- http://www.salute.gov.it/imgs/c_17_pubblicazioni_1721_allegato.pdf
8- Stefanelli P, Fazio C, Neri A, Ciammaruconi A, Balocchini E, Anselmo A, Azzari C, Rossolini GM, Vacca P, Fortunato A, Palozzi A, Fillo S, Lista F, Moriondo M, Nieddu F, Rezza G. Genome-based study of a spatio-temporal cluster of invasive meningococcal disease due to Neisseria meningitidis serogroup C, clonal complex 11. Journal of Infection; 73: 136e144, 2016.
9- Ladhani SN, Flood JS, Ramsay ME, Cambell H, Gray SJ, Kaczmarski EB., et al. Invasive meningococcal disease in England and Wales: implications for the introduction of new vaccines.Vaccine; 30: 3710–3716, 2012.
10- Trotter CL, Ramsay ME, Kaczmarski EB. Meningococcal serogroup C vaccination in England and Wales: coverage and initial impact of the campaign. Commun Dis Public Health; 5: 220–225, 2002.
11- Maiden MC, Stuart JM, and UK Meningococcal Carriage Group. Carriage of serogroup C meningococcal C conjugate polysaccharide vaccination. Lancet; 359: 1829–1831, 2002.
12- Stefanelli P, Miglietta A, Pezzotti P, Fazio C, Neri A, Vacca P, Voller F, D'Ancona FP, Guerra R, Iannazzo S, Pompa MG, Rezza G. Increased incidence of invasive meningococcal disease of serogroup C/clonal complex 11, Tuscany, italy, 2015 to 2016, 2016. Eurosurveillance, Volume 21, Issue 12, 24 March 2016.
13- http://www.iss.it/binary/mabi/cont/Report_MBI_20160404.pdf
14- http://www.istat.it/it/
15- http://www.regione.toscana.it/-/campagna-contro-il-meningococco-c
16- Neri A, Pezzotti P, Fazio C, Vacca P, D'Ancona FP, Caporali MG, Stefanelli P. Epidemiological and Molecular Characterization of Invasive Meningococcal Disease in Italy, 2008/09-2012/13. PLoS One. 2015 Oct 7; 0 10): 0139376.

Capitolo 7

IMMUNITA' NATURALE ED ACQUISITA

Quando si dibatte di immunità post-vaccinale nel campo dei vaccini anti-meningococco, si devono mettere da parte tutte le classiche convinzioni che potrebbero essere valide per altri vaccini. Quando si inietta un antigene vaccinale, si spera che esso possa essere in grado di evocare contro di se una risposta immunitaria specifica che culmina nella produzione di anticorpi specifici (cavallo di battaglia dell'immunità adattativa) e nella produzione di cellule della memoria di tipo B a breve e, soprattutto, a lunga vita. Quando si inietta un antigene vaccinale la risposta adattativa prodotta dal nostro sistema immunitario è in genere sufficientemente specifica per quell'antigene e difficilmente gli anticorpi evocati dal vaccino proteggono contro antigeni che in qualche modo sono imparentati con l'antigene iniettato.
Fatta questa breve e doverosa premessa, passo ad analizzare la questione dell'immunità contro i meningococchi ricordandovi che **contro di essi si può produrre un'immunità naturale**. Anche questa capacità differisce rispetto alle altre malattie prevenibili tramite vaccinazione.

Immunità naturalmente acquisita

Ai neonati l'immunità è conferita dal transfer passivo di IgG dalla madre al feto, che avviene in gravidanza. Nel pretermine, ovviamente, il transfer è compromesso perché nascendo in anticipo ha un corredo anticorpale meno consistente. Nei lattanti, il picco d'incidenza della malattia meningococcica si verifica quando i titoli sierici degli anticorpi battericidi sono bassi. Negli adulti la riduzione dell'incidenza della malattia correla con l'incremento dei titoli di questi anticorpi (1). Anticorpi battericidi si sviluppano in ri-

sposta allo stato di portatore nel nasofaringe dopo 10-14 giorni dalla colonizzazione. Passato questo periodo è altamente improbabile sviluppare una IMD (2). **La risposta nella condizione di portatore non è limitata al ceppo inizialmente trasportato**, ma può estendersi ai ceppi eterologhi dei meningococchi patogeni (gruppi A, B, C), cui consegue la produzione di anticorpi specifici di tipo IgG, IgM ed IgA (1). La risposta immunitaria può durare diversi mesi dopo che il ceppo trasportato è sparito.
Non si sa se la condizione di portatore nasofaringeo porta poi ad una memoria immunologica. Gli anticorpi sono protettivi, l'immunità non è assoluta e la meningite si può produrre anche in soggetti che hanno preesistenti titoli anticorpali considerati protettivi (3).

Non esiste un correlato di protezione vaccinale

Per un vaccino anti-meningococco, con una malattia meningococcica di bassa incidenza, ci vorrebbero decine di migliaia di soggetti per condurre uno studio di efficacia vaccinale. Non volendo investire enormi risorse economiche, e tempo consistente, questi studi non sono stati mai eseguiti. Non avendo fatto ciò che sarebbe stato giusto fare, hanno adottato dei **surrogati di protezione**, che nel caso del meningococco C risalgono al 1969 (4). Qui si parla di generica attività battericida del siero (SBA) che può essere valutata con il complemento umano o con il complemento dei coniglietti. Da questi studi è emerso che la presenza o assenza di una naturalmente acquisita SBA (*titolo considerato protettivo ≥ 4 mcg/ml usando il complemento umano*) contro il gruppo C nelle reclute militari, è un predittore del rischio di una malattia in un individuo. Poi è stato pure ricercato **un equivalente surrogato di protezione** usando il complemento del coniglio (5, 6). Il valore considerato protettivo in questo caso è più alto e per il test rSBA, il titolo deve essere ≥ 8 *mcg/ml* (7). Un titolo inferiore segnala la suscettibilità alla malattia, mentre un titolo di 128 correla con la protezione. Se il titolo è compreso tra 8 e 64 servono altre informazioni quali un titolo hSBA ≥ 4 o l'evidenza di maturazione dell'avidità degli anticorpi. Un titolo hSBA ≥ 4 è una base individuale di surrogato di protezione. Un titolo rSBA ≥ 8 è considerato correlato con l'efficacia dei vaccini nei bambini piccoli (6). **Entrambi i titoli hSBA ≥ 4 ed rSBA ≥ 8, sono surrogati di protezione a breve termine.** Nell'esperienza britannica, i titoli rSBA svaniscono rapidamente nei piccoli bambini dopo le tre dosi di vaccino eseguite nel primo anno di vita (8-10). Poi, **confidare nella memoria immunologica come predittore di protezione a lungo termine** (8, 10) **è un errore**, poiché in questo caso è critica la persistenza di SBA (11, 12).

Riassumendo, oggi possiamo contare sui surrogati di protezione a breve termine che si basano sui titoli SBA, ma la memoria immunologica a lungo termine non garantisce nulla in assenza di SBA. Inoltre, per i gruppi capsulari A, B, W-135 ed Y non sono stati stabiliti surrogati di protezione, sebbene ci siano alcune evidenze che la SBA sia un marker rilevante di laboratorio (13).
I *carrier* dei meningococchi di gruppo A inducono un'attività (studi sull'immunità acquisita naturalmente) hSBA contro antigeni capsulari e sottocapsulari, ma in assenza di carrier del gruppo A qualunque attività hSBA osservata naturalmente è diretta contro gli antigeni sottocapsulari (14). Pare che un titolo hSBA ≥ 4 possa rappresentare un generico surrogato di protezione contro la malattia meningococcica (15). Si può eseguire anche la determinazione delle IgG specifiche contro gli antigeni capsulari per i sierogruppi A, C, Y e W-135 (13), determinazione che soggiace alle precedenti limitazioni.

Come al solito, il WHO spesso produce documenti difficilmente traducibili in termini semplici. Per il WHO (16), si può identificare un correlato di laboratorio per l'induzione della memoria immunologica, in seguito alla vaccinazione anti-meningococco C coniugato (MCC), che si basa sulla produzione di un titolo SBA più grande od uguale a quello della risposta primaria, da rilevare un mese dopo aver iniettato una dose di 10 mg di un polisaccaride piano, iniezione che deve essere praticata non prima di 6 mesi dopo il completamento del ciclo primario di vaccinazione.

Non oso immaginare chi si sottoporrà a questa laboriosa procedura. Tuttavia, se qualcuno si vuole dilettare potrebbe cercare di assegnare la memoria immunologica. Per dimostrare che esiste una risposta anamnestica, si deve somministrare una dose booster di un vaccino coniugato almeno 6 mesi dopo il completamento della serie iniziale, o dimostrare il cambiamento di avidità delle IgG gruppo-specifiche sia prima che dopo la serie primaria di vaccinazione, e prima e dopo una dose booster successiva di un vaccino coniugato (17).

Io vi avevo avvisati che non era semplice tradurre.

Procedendo lentamente nel terreno accidentato dell'immunità contro i meningococchi, cercheremo di apprendere altre notizie utili. L'immunità contro la malattia meningococcica si sviluppa con l'età. All'inizio il transfer degli anticorpi materni protegge i lattanti per diversi mesi. Dopo questa fase di acquisizione di anticorpi battericidi sierici, l'immunità è inversamente correlata all'età. Nei bambini sotto i 2 anni di età, si rilevano bassi livelli di anticorpi battericidi, e per tale motivo questi bambini sono ad alto rischio per IMD. Gradualmente, con il passare del tempo, dopo i due anni s'incrementa la SBA. **L'acquisizione di una SBA protettiva è dovuta alla condizione di carrier asintomatico** della *N. meningitidis*, indipendentemente dal fatto che sia patogena o non patogena (13). Comunque, la permanenza nel nasofaringe, con la relativa colonizzazione della mucosa, è sempre un processo di interazione tra microbo ed ospite (18).

Saggio SBA

Lo studio condotto nel 1969 da *Goldschneider et al.* (4) sulle reclute militari, aveva evidenziato che più del 50% non aveva SBA ed era colonizzato con i ceppi epidemici circolanti, ma non sviluppava malattia. Il ruolo protettivo della SBA contro la malattia meningococcica è stato dimostrato nel 1960 e confermato dagli stessi autori nel 1969 (4). La malattia da meningococco C si verificava solo nell'1% dei casi negli individui con SBA positiva e nel 22% dei casi dove la SBA era negativa.

L'attivazione della cascata del complemento da parte degli anticorpi è uno dei critici meccanismi dell'immunità nei confronti dei meningococchi. Infatti, i soggetti con difetti nella cascata del complemento hanno una maggiore suscettibilità alla malattia (19). I soggetti carenti della componente terminale (C5–C9) corrono un grande rischio di infezione ed attacchi ricorrenti (20, 21). L'infezione colpisce i soggetti più grandi e coinvolge anche gruppi capsulari rari (20-23). Gli individui con deficit della *properdina* o fattore D, entrambi componenti della via alternativa del complemento, hanno eventi fatali con molta più probabilità (20, 24), anche se sono rare le ricorrenze della malattia.

Successivamente al 1969 ci sono stati altri lavori che hanno valutato la prevalenza della SBA specifica contro il gruppo C, che variava dal 10% degli adolescenti, con titoli SBA ≥ 4 (25), al 10-30% degli adulti non vaccinati, nel Regno Unito (7, 34).

Relativamente al saggio SBA applicato ai vaccini, il WHO ritiene che l'immunogenicità dei vaccini anti-meningococco A e C vada valutata usando il saggio (16, 17). **Quando si esegue il test SBA per i meningococchi B, deve essere utilizzato il complemento umano** poiché il siero dei coniglietti utilizzato per il test rSBA contiene pure anticorpi a bassa avidità contro il polisaccaride capsulare di gruppo B, che produce, per tale motivo, un titolo SBA elevato (26, 27). **Il saggio SBA** consente la determinazione della lisi dei meningococchi provocata dal complemento ed indotta dagli anticorpi, ed è perciò **una misura della funzionalità degli anticorpi**. I meningococchi sono suscettibili alla lisi mediata dal complemento e sono più sensibili a quello di coniglio, rispetto al complemento dell'uomo.

I vaccini coniugati di gruppo C commercializzati nel Regno Unito hanno ottenuto l'autorizzazione all'immissione in commercio soprattutto sulla base dei dati di immunogenicità generati usando come metodo di misura il saggio rSBA condotto utilizzando il complemento dei coniglietti (30). **È del tutto evidente che si tratta di un surrogato di protezione e non di un correlato.**

Questa mia convinzione che si tratti di surrogato deriva dal fatto che il correlato vero è la malattia alla quale nessuno di noi aspira ad arrivare. Secondo altri autori (50), per i batteri capsulati, come il meningococco, lo pneumococco e l'emofilo, sono protettivi gli anticorpi IgG diretti verso il polisaccaride della capsula. Non tutti i metodi per dosare questi anticorpi sono tuttavia altrettanto validi. Ad esempio, per il vaccino coniugato anti-meningococco C è stato dimostrato che il test per la ricerca degli anticorpi con attività battericida (*serum bactericidal activity o SBA*) è il più indicato per definire il correlato sierologico di protezione.

In definitiva, nella nicchia ecologica del nasofaringe esistono delle IgA secretorie che potrebbero ostacolare la condizione di portatore del meningococco (28) e sono presenti cellule T reattive, che attestano la cooperazione dell'immunità cellulare (29). Poiché si ipotizza che **la condizione di portatore di meningococco induce lo sviluppo dell'immunità naturale**, le interazioni nella mucosa possono contribuire alla produzione di un'immunità locale e sistemica (13). Da ciò consegue che non è per nulla positivo cercare di eliminare la condizione di carrier con campagne vaccinali molto aggressive contro un *"noto trasformista"*. **Se si eliminano i carrier, elimineremo una grossa fetta dell'immunità naturale** che si sviluppa proprio nei carrier. Per cui, gli adolescenti ed i giovani adulti che sono frequentemente portatori hanno la possibilità di costruirsi una vera immunità naturale, a patto che non siano bersaglio di una campagna vaccinale che in molte nazioni è portata avanti.

Dall'altro lato, queste ulteriore pressione immunitaria, teoricamente prodotta dalla campagna vaccinale, è una spinta in più in direzione dell'emergenza e diffusione di ceppi sempre più virulenti che molto più facilmente diventano mortali. Poi se per pura ipotesi accettiamo la cifra stimata di un 10% di portatori, escludendo i bambini che raramente lo sono, e la paragoniamo ad un'incidenza media di IMD di 0,7 casi/100.000 abitanti, comprendiamo immediatamente che ci possono essere 10 portatori sani su 100 persone e 7 casi di IMD per milione di persone. In altre parole, su un milione di persone potremmo avere 100.000 portatori e 7 casi di IMD. In aggiunta, la maggior parte dei casi si verificano in fasce di età che raramente fungono da portatori, come è a tutti noto. Spingendo ancora sulla strada del paradosso, dovremmo trattare 100.000 persone per evitare un numero di IMD di 7 casi, ammesso che da quelle 100.000 persone trattate provengano i meningococchi causa di IMD: cosa non scontata, perché si possono importare nuovi ceppi e/o fare i conti con l'emergenza in loco di nuovi e più aggressivi cloni.

Da tutto ciò deriva in modo lapalissiano che pochi vantaggi personali derivano dalla campagna vaccinale che interessi adolescenti e giovani adulti e l'unica attenuante, ammesso che alla teoria corrisponda la pratica, è la convinzione, o l'illusione, che per combattere i meningococchi sia sufficiente cercare di eliminare i possibili carrier. La sola vera attenuante, per i convinti assertori di questa folle lotta contro i meningococchi, sta in quell'evento improbabile di ammalarsi entro i primi 15 giorni di contatto, probabilità bassissima per una malattia a bassa incidenza.

Comunque, la storia dice che dopo una fase di apparente successo, conseguito nel Regno Unito, ora ci si deve confrontare con la presenza, in tali luoghi, di un nuovo ceppo, del quale ho parlato altrove. Ad ulteriore riprova che in questo campo si procede a tentoni sta nella ben nota verità che **non esistono correlati immunitari e studi di efficacia che riguardano il vaccino**. Come fatto aggravante, potrebbe la vaccinazione impedire lo sviluppo di un'immunità locale che avrà un qualche valore per la protezione futura dell'ospite umano. Ad aggiungere incertezze è poi **l'evanescenza nel tempo dell'immunità evocata dalla pratica vaccinale**, come adesso cominciano ad ammettere anche i più convinti assertori della campagna vaccinale.

Dosaggio delle immunoglobuline gruppo-specifiche contro la capsula

I meningococchi sono suscettibili alla lisi mediata dal complemento e sono più sensibili a quello di coniglio, rispetto a quello dell'uomo. Il saggio SBA consente la determinazione della lisi dei meningococchi provocata dal complemento ed indotta dagli anticorpi, ed è perciò una misura della funzionalità degli anticorpi. Il dosaggio delle immunoglobuline specifiche per il gruppo capsulare dà la misura degli anticorpi capaci di riconoscere il gruppo capsulare, ma **non necessariamente riflette il livello degli anticorpi**

protettivi (13). La correlazione tra le IgG specifiche per il gruppo capsulare ed i titoli SBA non è sufficientemente forte da consentire il solo dosaggio delle IgG (31). Comunque, ormai ci si è concentrati sul dosaggio della SBA per valutare sierologicamente i vaccini anti-meningococco (13).

Saggio di Opsonofagocitosi

I meningococchi sono fagocitati dalle cellule immunitarie e questo processo può ora essere valutato in laboratorio e viene indicato dall'acronimo OPA (opsonofagocitosi). Oggi è disponibile un saggio di citometria (*multiplex flow cytometric assay*) che è in grado di consentire la determinazione dell'OPA per i sierogruppi A, C, W-135 ed Y (32). Poi esiste un metodo alternativo (*Cell surface labelling assays*), ma non si sa quanto sia importante questo sistema di difesa immunitario contro i meningococchi (33). *La produzione di SBA è considerata un correlato di protezione per il gruppo C,* e forse anche per i gruppi A, W-135 ed Y, laddove il polisaccaride della capsula è immunogeno (13). Però, come detto altrove, si tratta più di surrogati di protezione che di correlati di protezione. Per il gruppo B non ci sono protocolli standardizzati per il saggio OPA (13).

Complemento e meningococchi

Il sistema difensivo del complemento può essere attivato seguendo tre vie diverse, ma quella che ci interessa in questo contesto è la via alternativa che è attivata da componenti della superficie microbica. Il fenomeno centrale è la via di convergenza comune che porta ad attivare la componente C3 in $C3_b$ che ora è in grado di attivare la cascata dei fattori finali del complemento, a patto che si leghi al Fattore B. Il complesso $C3_b$ – Fattore B agisce sul fattore C5 e lo trasforma nella forma attiva $C5_b$. Questa componente inizia la formazione del complesso di attacco di membrana (MAC) che è un complesso composto da $C5_b$ + C6, C7, C8 e molte molecole di C9. Il complesso è ora capace di produrre dei pori nella membrana del batterio che consentono di interrompere la barriera osmotica, consentono il libero ingresso di acqua e sodio che rigonfiano la cellula batterica e la portano a rompersi per lisi (35).

A causa della sua notevole potenza lesiva, l'attivazione del complemento è contrastata da importanti proteine, tra le quali troviamo il **fattore H**. Il fattore H è una proteina che ha 20 *domains* la cui estremità NH_2 è la parte regolatoria. Viceversa, la parte C-terminale è deputata al riconoscimento del *self* (acido sialico o GAG). Il fattore H ha un cofattore (fattore I) con il quale si lega per arrivare ad inattivare il fattore $C3_b$ (36). Inoltre, il fattore I inibisce il legame $C3_b$ – Fattore B, riducendo così l'attivazione del fattore C5. L'azione frenante sulla cascata del complemento è abbastanza rilevante. La maggioranza dei meningococchi esprimono sulla loro superficie una proteina legante il fattore H (*fHbp* o GNA 1870) che è capace di legarlo a livello dei *domains* 7-8. Nel 2010 hanno scoperto che il gene che codifica la *fHbp* era cambiato nel corso di un'epidemia di IMD da MenC ST-11, e tale mutamento si rifletteva sulla capacità di legare il fattore H (37). La proteina *fHbp* ritarda la cattura della *N. meningitidis* da parte dei fagociti umani quando il batterio è opsonizzato con il complemento sierico, ma non si produce alcun ritardo se il batterio non è opsonizzato (38). Quindi, la proteina sottocapsulare *fHbp* è un fattore chiave per la patogenesi della *N. meningitidis*. Reclutando il fattore H sulla sua superficie, la *N. meningitides* assomiglia ai tessuti del *self* (la parte C-terminale è deputata al riconoscimento del *self*) e per tale motivo non viene attaccata dal complemento potendo così sopravvivere e moltiplicarsi nel sangue (39, 40). Questa capacità di legare il fattore H può anche fornire una spiegazione parziale sulla devastante sindrome emorragica che si associa alla setticemia da meningococco, poiché il reclutamento massiccio da parte della popolazione che ha invaso il torrente circolatorio (dove si moltiplica) può privare i tessuti circostanti del fattore H lasciandoli in balia degli attacchi operati dal complemento (41). In sintesi, il legame ai *domains* 7 ed 8 del fattore H da parte della *fHbp* del meningococco gli conferisce protezione anche perché ai *domains* 1-4 si lega il $C3_b$ che non è disponibile per amplificare la cascata del complemento.

Una sintesi dei rapporti ospite-parassita nella nicchia

Ora provo a sintetizzare i rapporti tra i meningococchi e l'ospite umano che, normalmente anche se non esclusivamente, si svolgono nella nicchia ecologica del nasofaringe umano. Nella realtà, la malattia è un'eccezione, poiché la pacifica convivenza a livello della mucosa nasofaringea è la regola. Da ciò deriva che il numero dei carrier è decisamente molto più alto rispetto ai casi di IMD da meningococchi (42). Dobbiamo sempre tenere presente che esiste questo rapporto tra ospite e parassita ed entrambi, con le loro peculiarità, concorrono a determinare la qualità della loro interazione (carrier *vis* malattia invasiva). Quindi, dal lato del batterio va considerata la sua virulenza, mentre dal lato del suo ospite le sue condizioni immunitarie ed i suoi stili di vita. Il ceppo può appartenere ad una linea ipervirulenta, ma l'ospite si può predisporre alla malattia con il fumo, le droghe, e certe abitudini sessuali. Se si combinano poi la massima virulenza con le più deboli condizioni organiche potrebbero prodursi devastanti conseguenze, quali meningiti, sepsi e la quasi sempre mortale sindrome di *Waterhause Friederiksen* (43).

La vita per il meningococco nella nicchia è normalmente dura, e questa pressione ambientale sfavorevole lo spinge ad elaborare strategie per la sopravvivenza (44). Di suo, i meningococchi hanno una grande capacità di modificare il loro genoma, che poi si traduce in una diversificata espressione proteica che è strutturale (**antigeni**) e funzionale (**enzimi**).

Il più importante meccanismo di difesa dell'ospite umano è sempre il suo sistema immunitario che cerca di opporsi alla colonizzazione, ma soprattutto cerca di contrastare l'invasione. Così, la risposta immune innata è il primo argine aspecifico eretto contro i microbi, indipendentemente dalla qualità dell'antigene veicolato. Qui entrano in gioco le cellule epiteliali, le cellule fagocitiche, il complemento e molecole ad azione antimicrobica, cui consegue nel tempo la produzione di un'immunità adattativa (**anticorpi**) che porta ad eliminare i batteri (45).

Prima o poi, nella vita il soggetto prende contatto con i meningococchi, ma se il contatto avviene nei lattanti può risultare nocivo (46). Successivamente, si realizzano altri contatti che aiutano i bambini a produrre l'immunità naturale. Ma questi contatti possono poi tramutarsi anche nella genesi di nuove varianti (47) di meningococchi poiché essi hanno un genoma molto compatto (42), ma estremamente variabile che gli consente di contrastare le difese immunitarie, anche per la ben nota capacità di acquisire geni dalla nicchia. Arrivati alla mucosa del nasofaringe si devono organizzare per sopravvivere. Qui trovano una barriera epiteliale che dispone di diversi meccanismi di difesa, anche se loro sono in grado di aderire alle cellule non ciliate. Qui devono misurarsi con composti antimicrobici, specie reattive di azoto ed ossigeno e fattori del complemento (42). Le proteine antimicrobiche si legano ai LOS neutralizzando la loro tossicità (43). Poi non si devono far eliminare con il muco aderendo alle cellule attraverso i pili che servono anche per assumere il DNA libero nella nicchia. Se la *N. meningitidis* raggiunge i tessuti sotto-epiteliali si espone alle cellule immunitarie (neutrofili, cellule dendritiche e macrofagi). Le cellule dendritiche (DC) sono cellule che presentano gli antigeni ai linfociti per la produzione di una risposta adattativa. Non sempre le cellule DC che sono state attivate poi maturano regolarmente dopo il contatto con i meningococchi.

Bibliografia

1- The immunological basis for immunization series: module 15 – meningococcal disease. Geneva, World Health Organization, 2010.
2- Stephens D S. Biology and pathogenesis of the evolutionarily successful, obligate human bacterium Neisseria meningitidis. Vaccine, 2009, 27 (Suppl. 2): B71–77
3- Greenwood B M et al. Factors influencing susceptibility to meningococcal disease during an epidemic in the Gambia, West Africa. The Journal of Infection, 1987, 14: 167–184.
4- Goldschneider I et al. Human immunity to the meningococcus. I. The role of humoral antibodies. The Journal of Experimental Medicine, 1969, 129: 1307–1326.
5- Borrow R et al. Serological basis for use of meningococcal serogroup C conjugate vaccines in the United Kingdom: Reevaluation of correlates of protection. Infection and Immunity, 2001, 69: 1568–1573.
6- Andrews N et al. Validation of serological correlate of protection for meningococcal C conjugate vaccine by using efficacy estimates from postlicensure surveillance in England. Clinical and Diagnostic Laboratory Immunology, 2003, 10: 780–786.
7- Trotter CL et al. Seroprevalence of meningococcal serogroup C bactericidal antibody in England and Wales in the pre-vaccination era. Vaccine, 2003, 21: 1094–1098.
8- Richmond P et al. Meningococcal serogroup C conjugate vaccine is immunogenic in infancy and primes for memory. The Journal of Infectious Diseases, 1999, 179: 1569–1572.
9- MacLennan JM et al. Safety, immunogenicity, and induction of immunologic memory by a serogroup C meningococcal conjugate vaccine in infants: A randomized controlled trial. JAMA: the Journal of the American Medical Association, 2000, 283: 2795–2801.
10- Borrow R et al. Antibody persistance and immunological memory at age 4 years after meningococcal group C conjugate vaccination in children in the United Kingdom. The Journal of Infectious Diseases, 2002, 186: 1353–1357.
11- Trotter CL et al. Effectiveness of meningococcal serogroup C conjugate vaccine 4 years after introduction. Lancet, 2004, 364: 365–367.
12- Auckland C et al. Clinical and immunologic risk factors for meningococcal C conjugate vaccine failure in the United Kingdom. The Journal of Infectious Diseases, 2006, 194: 1745–1752.
13- The immunological basis for immunization series: module 15: meningococcal disease. http://apps.who.int/iris/bitstream/10665/44376/1/9789241599849_eng.pdf
14- Amir J et al. Naturally-acquired immunity to Neisseria meningitidis group A. Vaccine, 2005, 23: 977–983.
15- Borrow R et al. Neisseria meningitidis group B correlates of protection and assay standardization — International Meeting Report Emory University, Atlanta, Georgia, United States, 16–March 2005. Vaccine, 2006, 24: 5093–5107.
16- WHO. Recommendations for the production and control of group C meningococcal conjugate vaccines (Annex 3). Geneva, World Health Organization (WHO Technical Report Series, 2004, No. 926: 64–94.
17- WHO. Recommendations to assure the quality, safety and efficacy of group A meningococcal conjugate vaccines. Geneva, World Health Organization, 2006 (Vol. WHO\BS\06.2041–Final).
18- Bourdoulous S, Nassif X. Mechanisms of attachment and invasion. In: Frosch M, Maiden MJ, eds. Handbook of Meningococcal Disease, 2006. Weinheim, Wiley-VCH Verlag GmbH & Co., KGgA.
19- Nicholson A, Lepow IH. Host defense against Neisseria meningitidis requires a complement-dependent bactericidal activity. Science, 1979, 205: 298–299.
20- Ross SC, Densen P. Complement deficiency states and infection: epidemiology, pathogenesis and consequences of neisserial and other infections in an immune deficiency. Medicine, 1984, 63: 243–273.
21- D'Amelio R et al. Complement deficiency and antibody profile in survivors of meningococcal meningitis due to common serogroups in Italy. Scandinavian Journal of Immunology, 1992, 35: 589–595.
22- Petersen BH et al. Neisseria meningitidis and Neisseria gonorrhoeae bacteremia associated with C6, C7, or C8 deficiency. Annals of Internal Medicine, 1979, 90: 917–920.

23- Fijen CA et al. Complement deficiencies in patients over ten years old with meningococcal disease due to uncommon serogroups. Lancet, 1989, 2: 585–588.
24- Densen P. Complement deficiencies and meningococcal disease. Clinical and Experimental Immunology, 1991, 86: S57–S62.
25- Mitchell LA et al. Analysis of meningococcal serogroup C-specific antibody levels in British Columbian children and adolescents. The Journal of Infectious Diseases, 1996, 173: 1009–1013.
26- Zollinger WD, Mandrell RE Importance of complement source in bactericidal activity of human antibody and murine monoclonal antibody to meningococcal group B polysaccharide. Infection and Immunity, 1983, 40: 257–264.
27- Mandrell RE et al. Complement-mediated bactericidal activity of human antibodies to poly alpha 2–8 N-acetylneuraminic acid, the capsular polysaccharide of Neisseria meningitidis serogroup B. The Journal of Infectious Diseases, 1995, 172: 1279–1289.
28- Brandtzaeg P. Humoral immune response patterns of human mucosae: induction and relation to bacterial respiratory tract infections. The Journal of Infectious Diseases, 1992, 165: S167–S176.
29- Davenport V et al. Evidence for naturally acquired T cell-mediated mucosal immunity to Neisseria meningitidis Journal of Immunology (Baltimore, Md.: 1950), 2003, 171: 4263–2470.
30- Miller E et al. Planning, registration and implementation of an immunization campaign against meningococcal serogroup C disease in the UK: a success story. Vaccine, 2001, 20 (Suppl. 1) S58–S67.
31- Granoff DM et al. A modified enzyme-linked immunosorbent assay for measurement of antibody responses to meningococcal C polysaccharide that correlate with bactericidal responses. Clinical and Diagnostic Laboratory Immunology, 1998, 5: 479–485.
32- Martinez J et al. Opsonophagocytosis of fluorescent polystyrene beads coupled to Neisseria meningitidis serogroup A, C, Y or W135 polysaccharide correlates with serum bactericidal activity. Clinical and Diagnostic Laboratory Immunology, 2002, 9 (2): 485–488.
33- Findlow J et al. Comparison and correlation of Neisseria meningitidis serogroup B immunologic assay results and human antibody responses following three doses of the Norwegian meningococcal outer membrane vesicle vaccine MenBvac. Infection and Immunity, 2006, 74: 4557–4565.
34- Jones GR et al. Lack of immunity in university students before an outbreak of serogroup C meningococcal infection. The Journal of Infectious Diseases, 2000, 181: 1172–1175.
35- Bartolozzi G, Vaccini e vaccinazione, terza edizione. Elsevier edizioni, 2012.
36- Pangburn MK, Schreiber RD, Muller-Eberhard HJ. Human complement C3b inactivator: isolation, characterization, and demonstration of an absolute requirement for the serum protein beta1H for cleavage of C3b and C4b in solution. J Exp Med, 1977, 146: 257–270.
37- Hong E, Giorgini D, Deghmane AE, Taha MK. Functional impacts of the diversity of the meningococcal factor H binding protein. Vaccine. 2012, Dec 17; 31 (1): 183-9.
38- http://www.meningitis.org/assets/x/53954
39- Madico, G. et al. The meningococcal vaccine candidate GNA1870 binds the complement regulatory protein factor H and enhances serum resistance. J. Immunol. 2006, 177, 501–510.
40- Seib, K. L. et al. Factor H-binding protein is important for meningococcal survival in human whole blood and serum and in the presence of the antimicrobial peptide LL-37. Infect. Immun. 2009, 77, 292–299.
41-http://nfs.unipv.it/nfs/minf/dispense/immunology/lectures/files/references/serruto_2010.pdf
42- Gasparini, D. Amicizia, P.L. Lai, D. Panatto. J. Neisseria meningitidis: pathogenetic mechanisms to overcome the human immune defences R. J prev med hyg, 2012, 53: 50-55.
43- De Filippis I. Quest for a broad-range vaccine against Neisseria meningitidis serogroup B: implications of genetic variations of the surface-exposed proteins. J Med Microbiol, 2009, 58 (Pt 9): 1127-32.
44- Ron EZ. Editorial: An update on bacterial stress response. Res Microbiol. 2009, 160: 243-4.
45- Lo H, Tang CM, Exley RM. Mechanisms of avoidance of host immunity by Neisseria meningitidis and its effect on vaccine development. Lancet Infect Dis. 2009, 9: 418-27.
46- Guzzetta G, Manfredi P, Gasparini R, et al. On the relationship between meningococcal transmission dynamics and disease: remarks on humoral immunity. Vaccine. 2009, 27: 3429-34.
47- Tettelin H, Saunders NJ, Heidelberg J, et al. Complete genome sequence of Neisseria meningitidis serogroup B strain MC58. Science. 2000, 287: 1809-15.
48- Jones HE, Uronen-Hansson H, Callard RE, et al. The differential response of human dendritic cells to live and killed Neisseria meningitidis. Cell Microbiol. 2007, 9: 2856-69.
49- Pangburn MK, Ferreira V, Cortes C. Discrimination between host and pathogens by the

complement system. Vaccine. 2008, 26S: I15-I21.
50- Ciofi ML, Azzari C, Bartolozzi G, Esposito S, Fara GM, Giovanetti F, Milena Lo Giudice M. I correlati immunologici di protezione indotti dalle vaccinazioni a cura della Commissione Vaccini della SIAIP. Rivista di Immunologia e Allergologia Pediatrica 01/2010.

Capitolo 8

MECCANISMO D'AZIONE DEI VACCINI

È importante avere una minima conoscenza del meccanismo d'azione dei vaccini, poiché *certi accademici confondono ad arte il meccanismo d'azione molecolare di un vaccino con l'effetto che il vaccino dovrebbe produrre*. In altre parole, **iniettare un vaccino e spingere l'organismo a produrre una risposta immunitaria adattativa** (produzione di anticorpi e cellule della memoria) **non è il meccanismo d'azione: è l'effetto prodotto dal meccanismo d'azione**. Va da se che le Case Produttrici spesso dichiarano di non conoscere l'esatto meccanismo d'azione di certi vaccini, ma l'intelligenza che dovrebbe soggiornare in certi ambienti sembra asservita ai dominatori del settore. Che si tratti di vera ignoranza, o di conoscenza mascherata, a me interessa poco o nulla.

Come ho spiegato in altro libro e comunicato al Congresso Internazionale sulle Malattie Autoimmuni, svoltosi a Lipsia, in Germania, ad Aprile 2016, per me esiste una **sindrome infiammatoria post-vaccinale**, compresa nel contesto della *sindrome ASIA*, ma **determinata dalle citochine pro-infiammatorie rilasciate in seguito alla vaccinazione** con i vaccini anti-HPV (1, 2).

Prima di tutto dovete sapere che esistono **vaccini con adiuvanti** (sostanze che aiutano gli antigeni del vaccino attivando l'immunità innata) e **vaccini senza adiuvanti** poiché questi ultimi contengono microbi vivi ed attenuati capaci di replicarsi all'interno dell'organismo del vaccinato. I vaccini a virus vivi sono: anti-rotavirus, anti-morbillo, rosolia e parotite (MMR), e spesso al vaccino MMR aggiungono il virus vivo ed attenuato della varicella per arrivare all'acronimo MMRV. Tutti questi vaccini possono rappresentare un serio pericolo, anche per la vita, se iniettati a soggetti che hanno deficit severi dell'immunità che possono anche non essere stati diagnosticati all'epoca delle rispettive vaccinazioni. Inoltre, il virus vaccinale della varicella, come quello contro morbillo, rosolia e parotite possono provocare la malattia per la quale si vaccina allo scopo di evitarla. Per il vaccino anti-varicella è ormai a tutti noto il fatto che possa provocare la varicella e/o l'herpes zoster anche nell'infanzia.

A fronte di queste constatazioni, **il morbillo resta una malattia seria, la rosolia è un grande problema se contratta per la prima volta in gravidanza**, il virus della parotite può provocare meningite asettica ed orchite nell'adolescenza. Per tutte queste malattie, oggi non disponiamo di vaccini singoli che servirebbero particolarmente per immunizzare le ragazze non immuni da **rosolia**, alle quali comunque si dovrebbe somministrare un vaccino MMR, anche se hanno contratto in precedenza le altre due malattie. Non mi sembra un'imposizione ragionevole, ma *o ti mangi la minestra* MMR *o ti butti dalla finestra* non immunizzandoti ed andando incontro al rischio della **triade di Gregg**.

Torniamo ai vaccini che contengono i **Sali di alluminio** come adiuvanti.

1. **Nessun antigene vaccinale**, alle concentrazioni alle quali è presente dentro gli attuali vaccini, **sarebbe in grado di evocare una risposta immunitaria**, senza l'aiuto dei **Sali di alluminio che attivano l'immunità innata**.

2. **Senza attivazione dell'immunità innata nessuna risposta adattativa** (produzione di anticorpi specifici diretti contro l'antigene vaccinale) **può essere prodotta**.

3. **I Sali di alluminio provocano infiammazione** agendo tramite l'attivazione *dell'inflammasoma* NLRP3, che a sua volta attiva l'enzima *caspasi-1* che poi converte le pro-interleuchine IL-1β ed IL-18 nelle rispettive **citochine pro-infiammatorie** IL-1β e IL-18.

4. La IL-1β attiva il fattore di trascrizione NF-κB che a sua volta incrementa l'espressione dei geni deputati alla pro-

duzione di altre citochine pro-infiammatorie (IL-6 e TNF-α) che assieme ad essa sono in grado di produrre infiammazione periferica e di innescare una **possibile neuro-infiammazione**, *in rari casi*. La IL-18 è in grado di incrementare la produzione di IFN-γ.

5. **I Sali di alluminio sono neurotossici** e le cellule della linea macrocitico-macrofagica li possono lentamente trasferire al cervello e produrre, teoricamente, **neuro-infiammazione**.

6. La **neurotossicità diretta dei Sali di alluminio** apportati al cervello, e l'azione delle citochine pro-infiammatorie periferiche liberate dopo la vaccinazione, possono concorrere al **danno neurologico**, sempre in rari casi.

7. **I Sali di alluminio non sono placebo**. Solo uno sprovveduto, od un mentitore seriale, si potrebbe permettere il lusso di dire che sono uguali al placebo, che per definizione **deve essere privo di qualsiasi attività biologica**. Infatti, **gli adiuvanti a base di alluminio attivano 312 geni**, 168 dei quali sono importanti per l'attivazione immunitaria e l'infiammazione (3). Almeno 13 citochine e chemochine sono prodotte entro 4 ore dall'iniezione, incluse IL-1β, ed IL-6, che sono decisamente pro-infiammatorie (4).

In sintesi, i Sali di alluminio iniettati come adiuvanti vaccinali vengono assunti dalle cellule dell'immunità innata (soprattutto dalle **cellule dendritiche**), ingaggiano un recettore detto NLR (NLRP3), che assieme ad altre proteine si organizza in un complesso macromolecolare intracellulare che trova nell'enzima *caspasi-1* il suo terminale enzimatico. Compito ingrato di questo enzima è quello di convertire la pro IL-1β e la pro IL-18 in IL-1β ed IL-18. Il ruolo della *caspasi-1* non è limitato alla sola conversione della pro IL-1β in IL-1β, ma incide decisamente sulla secrezione delle citochine pro-infiammatorie: IL-1β, IL-1α, IL-6, TNF-α, IL-18 ed IFN-γ. Altra questione di fondamentale rilevanza è che la IL-1β modula l'attività di diversi fattori di trascrizione quali AP1, CREB e, soprattutto il fattore NF-κB. Ciascuno di questi fattori di trascrizione regola una pletora di geni trascritti precocemente nella risposta infiammatoria (5). Inoltre, la IL-1β rappresenta una citochina che controlla la cascata pro-infiammatoria locale. Pertanto, vi è **una forte stimolazione immunitaria e una forte produzione di citochine pro-infiammatorie**, tra cui IL-1β, IL-6 e TNF-α, che sono in grado di esercitare effetti a distanza dal sito di produzione.

In rari casi, le citochine pro-infiammatorie periferiche, espresse dopo l'iniezione del vaccino, possono raggiungere il cervello ed, a parte la neuro-infiammazione, possono provocare una **sindrome infiammatoria post-vaccinazione** (1, 2). Le citochine periferiche sono in grado di produrre l'innesco della **microglia**, ed il fenotipo infiammatorio M1 partecipa alla neuro-infiammazione. La neuro-infiammazione aumenta la produzione di citochine pro-infiammatorie, attiva gli astrociti, produce uno stress ossidativo e aumenta la produzione di prostaglandine nel cervello. Lo stress ossidativo e l'attivazione degli astrociti provocano la rottura della BBB (barriera emato-encefalica) che facilita l'ingresso dei linfociti T e B nel cervello. Lo stress ossidativo produce anche danni agli auto-antigeni e può aiutare a produrre malattie neurodegenerative e l'autoimmunità. Questi meccanismi sono particolarmente espressi dopo la vaccinazione anti-HPV, come da me ampiamente dimostrato (1, 2). Questi sono, per sommi capi, **i possibili fenomeni che possono collegare i vaccini contenenti Sali di alluminio al danno neurologico ed alle malattie autoimmuni**. Dire che ciò si può verificare in rari casi, non equivale a dire che non si verificano mai.

Come è risultato evidente, l'elemento centrale in questo contesto è la **cellula dendritica**. Dalla sede di iniezione, dopo aver ingerito (fagocitato) le componenti del vaccino, queste cellule si spostano in direzione dei linfonodi regionali dove in seguito contattano le cellule che dovranno produrre gli effetti della pratica vaccinale, che consistono nella **produzione di anticorpi specifici** contro l'antigene vaccinale e nella **produzione di cellule B della memoria a breve e lunga vita**. Queste cellule B della memoria avranno il compito futuro di produrre anticorpi sempre più specifici ai successivi contatti con questi antigeni (diventeranno sempre più avidi ed affineranno la loro specificità di legame con il dato antigene). **Questa è la risposta specializzata al vaccino che spesso è confusa con il meccanismo molecolare d'azione**, che è tutt'altra cosa, come avete potuto constatare. Fondamentalmente, il meccanismo molecolare deve produrre infiammazione, senza infiammazione non c'è risposta adattativa (produzione di anticorpi specifici e cellule B della memoria). Le citochine pro-infiammatorie a volte sfuggono ai controlli e possono provocare danni a distanza dal sito di iniezione.

Tra alluminio ambientale ed alluminio vaccinale

Poiché ritengo che sia giunta l'ora di fare chiarezza, analizzerò brevemente questa questione che negli ambienti scientifici doveva già essere *"acqua passata"*. L'adiuvante è una sostanza che aiuta gli antigeni vaccinali a diventare noti al sistema immunitario. Per semplicità separerò i destini dell'alluminio collegandoli alla via di ingresso, che per una forma passa essenzialmente per il canale alimentare; mentre per l'altra si ricorre all'atto medico dell'iniezione dei vari vaccini che lo contengono. Separare le due cose è talmente ovvio che appare pleonastico ribadirlo. Tuttavia, molte persone non hanno ben chiara la sostanziale differenza e non esistono tanti contributi scientifici finalizzati a far chiarezza.

Alluminio ingerito

L'alluminio è il terzo elemento presente nella crosta terrestre, ed è il più abbondante metallo. Si tratta di un catione trivalente che si combina con altri elementi e lo si ritrova nei tessuti vegetali, animali e nelle acque. È praticamente presente in tutti gli alimenti in piccole quantità, tali da non rappresentare un pericolo per la salute se la capacità di eliminarlo è normale. L'acqua potabile però potrebbe contenere una quantità maggiore se il sistema di trattamento prevede l'utilizzo dell'alluminio. Se però il carico di alluminio è rilevante, fino al punto da sovrastare la capacità escretoria del corpo umano, l'eccesso è depositato in diversi tessuti quali ossa, cervello, fegato, cuore, milza e muscoli. Questo ingente accumulo provoca malattie e morte.

Il **carico corporeo stimato nel primo anno di vita**, derivante dal **latte materno o dal latte adattato**, arriva a **circa 100 mcg** (microgrammi), mentre il carico derivante dalle **campagne vacci-**

nali più intense può arrivare a 4000 mcg o 4 mg (6). Come risulta evidente, il carico derivante da una campagna vaccinale intensa è circa 40 volte più grande rispetto all'esposizione realizzabile per via alimentare. Di tutt'altra opinione sono *Mitkus et al.* (7), che ritengono che l'esposizione episodica ai vaccini (che contengono i Sali d'alluminio come adiuvante), non rappresenta altro che un rischio estremamente basso per i lattanti ed i benefici che derivano dall'uso di questi vaccini, sovrastano le teoriche preoccupazioni. Se dobbiamo preoccuparci o non preoccuparci dell'alluminio vaccinale non può dipendere dalle nostre personali posizioni.

Tornando all'alluminio ingerito, nei soggetti sani, solo lo 0,3% dell'alluminio somministrato per via orale è assorbito dal tratto gastrointestinale. In condizioni normali il rene è in grado di eliminare la quota assorbita che è estremamente piccola rispetto alla quota ingerita (0,3% come già detto). Nel sangue, l'alluminio ingerito è generalmente complessato con delle molecole organiche. Una delle molecole che lo complessa è la **transferrina** che di norma trasporta il ferro (8). Circa il 95% di un dato carico di alluminio si lega alla transferrina ed all'albumina all'interno dei vasi sanguigni per poi raggiungere i reni che hanno il compito di eliminarlo. Circa la metà dell'alluminio presente nel sangue passa rapidamente in direzione dei fluidi extravascolari ed il 40% di questa quota poi ritorna nel sangue. Circa il 10% dell'alluminio del sangue si associa agli eritrociti che lo eliminano più lentamente a causa di un tempo di ritenzione più lungo di quello del plasma, ma più corto dei 120 giorni di vita dei globuli rossi. I siti di deposito essenziali sono osso, fegato e rene. Muscolo e sistema nervoso centrale accumulano molto di meno rispetto ai precedenti tessuti, anche se circa 1/3 del contenuto corporeo finisce in questi distretti. Mentre il contenuto di alluminio che si può trovare nelle ossa arriva al 54% dell'alluminio totale depositato, nel sistema nervoso centrale si accumula l'1%. **Il cervello umano può accumulare circa 8 mcg/anno per tutta la vita**.

In definitiva, circa il 2% dell'alluminio che è entrato nel sangue viene trattenuto nel corpo per anni, il resto è escreto con le urine. Messe così le cose, anche se non mi fido delle personali opinioni, avverto la sensazione che esista qualche motivo di preoccupazione per due motivi essenziali:

1- **L'alluminio può accumularsi nel cervello.**

2- **L'alluminio è neurotossico.**

Alluminio come adiuvante in tanti vaccini

Come già anticipato, molti vaccini, eccetto quelli a virus vivi, contengono Sali di alluminio come adiuvanti, senza i quali gli antigeni vaccinali, alle quantità presenti nei vaccini, non sarebbero in grado di evocare una risposta immunitaria specifica. I vaccini che contengono i Sali di alluminio vengono iniettati per via intramuscolare. *Gherardi et al.* (9), avevano da tempo dimostrato che le particelle di alluminio iniettate nel muscolo erano scarsamente biodegradabili, erano prontamente fagocitate e drenate in direzione dei linfonodi regionali, potevano viaggiare all'interno dei macrofagi nella circolazione sanguigna per poi determinare **un lento accumulo nel cervello**. Tante volte le scoperte sono frutto del fato o del caso. Infatti, i medici francesi che si occupano di malattie neuromuscolari quando devono fare una biopsia muscolare, contrariamente al resto del mondo, prelevano un frammento di deltoide che spesso è sede di iniezione vaccinale. Fu così che venne identificata nei pazienti affetti da CFS/ME (*chronic fatigue syndrome/myalgic encephalomyelitis*) la *miofascite macrofagica* (MMF), **dovuta alla persistenza delle particelle di alluminio, utilizzate come adiuvante vaccinale**. La MMF rivela che esiste un'inaspettata e lunga persistenza dei Sali d'alluminio all'interno delle cellule immunitarie, che negli individui suscettibili è in grado di produrre la malattia (9). Questa lunga biopersistenza all'interno dei macrofagi è il prerequisito per la lenta traslocazione in direzione del cervello con la produzione di una tossicità ritardata (9).
Come è diventato chiaro, l'alluminio ingerito è complessato nel sangue dalla transferrina e dall'albumina e poi viene eliminato dal rene, se non si realizzano le condizioni per un accumulo cerebrale. Viceversa, quello iniettato con i vaccini trova albergo nelle cellule della linea macrocitico-macrofagica, laddove persiste per un tempo lungo e dalle quali prende il via un lento trasferimento anche in direzione al cervello, sede di neuro-tossicità ritardata (9). Persiste a lungo perché è un materiale alieno la cui eliminazione non è facile

e non è immediata.

Neurotossicità da alluminio

L'alluminio quando è all'interno del cervello produce uno stress ossidativo (10) ed ha un'emivita nei tessuti cerebrali che è di circa 7 anni. Per i non addetti ai lavori, l'emivita e quel tempo necessario per eliminare il 50% di una data quantità di alluminio. Il rimanente 50% diventa 25% dopo altri 7 anni, nella pura ipotesi che altro accumulo non si sia concretizzato. È del tutto evidente che dobbiamo evitare il suo accumulo nei tessuti cerebrali. Il sistema nervoso centrale è particolarmente sensibile allo stress ossidativo indotto dai metalli ed esami autoptici, *post-mortem*, condotti in soggetti affetti in vita dalla malattia di Parkinson hanno dimostrato elevate concentrazioni di alluminio nei campioni esaminati (11). L'alluminio ingerito con l'alimentazione è una eccito-tossina per il sistema nervoso centrale capace di esacerbare la presentazione clinica peggiorando la condizione di eccito-tossicità od agendo attraverso la microglia che è stata già condizionata (*microglia priming*). *Blaylock et al.* (12), ritengono che i sintomi eterogenei presentati dai soggetti affetti da disturbi dello spettro autistico (ASD) siano collegati con la cattiva regolazione della neurotrasmissione glutamatergica nel cervello, associata all'incremento della funzione dei recettori eccitatori determinata dalle citochine pro-infiammatorie prodotte dal sistema immunitario, condizione che rappresenterebbe il sottostante processo fisio-patologico di tutte queste eterogenee entità. Per questi autori, le eccito-tossine ambientali ed alimentari (mercurio, fluoro ed alluminio) possono esacerbare i problemi clinici e patologici poiché aggravano l'eccito-tossicità e il condizionamento della microglia in senso pro-infiammatorio. Infine, **l'alluminio ingerito con l'acqua e gli alimenti è eliminato in gran parte dal rene**, mentre **quello vaccinale non può essere eliminato** dal rene perché permane per un tempo indefinito come materiale alieno all'interno di determinate cellule del sistema immunitario, che lo possono così trasferire al sistema nervoso centrale con una certa facilità.

Cosa dire dei vaccini anti-meningococco?

I recenti fatti di cronaca dicono che c'è qualcosa di diverso in questo campo. Innanzitutto esiste una consistente percentuale di soggetti con IMD da meningococco C che è vaccinata, spesso anche da poco tempo. Il numero è troppo alto per appellarsi alla nota quota del 5% dei *non responders* e la tematica dell'immunità è affrontata in specifico capitolo. Inoltre, contrariamente ad altre malattie per le quali si vaccina, **contro i meningococchi esiste una immunità naturale** che è molto più protettiva del vaccino, anche se non tutti si possono avvalere di questa facoltà al momento giusto.

Qui per alleggerire la tensione vi propongo un **dibattito virtuale**, visto che quello reale non avverrà mai, tra gli scritti del compianto Prof **Giorgio Bartolozzi**, gli scritti del Prof **Alberto Mantovani** e le mie osservazioni in merito. Chiaramente non abuserò della mia posizione di scrittore, ma mi limiterò a qualche piccola osservazione che non può essere contestata vista la virtualità del dibattito. Procediamo con delle precise domande alle quali si risponderà con risposta già scritta.

1- Una campagna vaccinale fallimentare lascia conseguenze sul campo?

Il prof. **Albero Mantovani** (13) autore di *"Immunità e vaccini"*, a pagina 29 scrive: *"Gli anticorpi prodotti dalle cellule B agiscono in modi differenti. Nel caso della* ***meningite****, per esempio, uccidono direttamente il batterio che ne è responsabile reclutando una complessa cascata enzimatica nel sangue, chiamata complemento. In altri casi, favoriscono la capacità di mangiare dei fagociti"*. A pagina 31 poi continua a parlare della meningite dicendo: *"Di volta in volta, per tenere le varie epidemie sotto controllo, gli organismi internazionali intervengono con un vaccino. Tuttavia, quello disponibile fino a poco tempo fa* ***non dava memoria a lungo termine****: era basato sulla parte zuccherina della parete del batterio, capace di attivare le cellule B ma non di dare memoria a lungo termine. Non garantendo una protezione duratura, quindi,* ***non era in grado di risolvere definitivamente il problema****"*.

La risposta del prof Giorgio Bartolozzi (14) **alle pagine 712-713** è questa: *"Esiste un'altra importante conseguenza della somministrazione dei vaccini meningococcici polisaccaridici non coniugati: l'esposizione di lattanti o bambini ai vaccini meningococcici costituiti da polisaccaridi "nudi" può diminuire le risposte successive ai vaccini coniugati e abbassare la concentrazione sierica a livelli non protettivi.* ***Questo fenomeno può portare ad un aumento paradossale della suscettibilità, indotta dalla vaccinazione****, con polisaccaridi non coniugati".*

Il meccanismo citato dal Prof, è riportato a pagina 716 del suo brillante libro, ma è stato scoperto da *Pollard et al. nel 2009* (15). I polisaccaridi dei batteri capsulati si legano al recettore BCR dei linfociti B che sono in grado di riconoscerlo direttamente senza l'aiuto delle cellule T. Questo legame, da un lato spinge le cellule B a trasformarsi in plasmacellule produttrici di anticorpi specifici, mentre dall'altro, **il pool dei linfociti B della memoria va in deplezione e non c'è nessuna produzione di cellule B della memoria**.

Commento dr Girolamo Giannotta

I vaccini utilizzati per primi erano **non coniugati** con una proteina carrier e non sono serviti a risolvere nessun problema con i meningococchi. In aggiunta, pare che condizionino negativamente le ri-vaccinazioni con vaccini coniugati rendendo, di fatto, **i vaccinati più suscettibili alla malattia**. Come hanno scritto i professori, non erano vaccini che davano memoria e non erano vaccini capaci di risolvere il problema della malattia invasiva da meningococco (IMD). Ma non sono queste le sole ed uniche conseguenze come in seguito vi spiegherò (vedi **commutazione della capsula** e **rimpiazzamento del sierogruppo**).

2- **Perché un vaccinato contro un ceppo può ammalarsi di meningite dallo stesso ceppo?**

Fatti salvi i casi di *non responders*, la recente epidemia in **Toscana** ci fa capire che esistono casi di IMD da Meningococco C anche nei vaccinati con un vaccino MCC (coniugato anti-C). Tutto ruota attorno alla famosa **memoria immunologica**. Le cellule della memoria, quando evocate dal vaccino, teoricamente dovrebbero intervenire in quei casi che hanno rapporto con un meningococco ma non dispongono più di un livello anticorpale tale da fornire protezione contro di esso in caso d'invasione. Anche questa questione trova la sua spiegazione brillante nel testo del prof **Bartolozzi** alla pagina 736. Si legge: *"Sfortunatamente nei soggetti suscettibili i batteri, provvisti di capsula, dopo il superamento delle barriere locali, invadono l'organismo rapidamente, spesso in pochi giorni. In questo caso,* ***la risposta delle cellule B della memoria che richiede 5 o più giorni per realizzarsi****, dopo il contatto con l'antigene,* ***è troppo lenta*** *eccetto nei casi nei quali il tempo d'incubazione della malattia sia prolungato.* ***La memoria immunologica non garantisce sempre la protezione****. Tutto ciò suggerisce fortemente che la memoria delle cellule B è meno importante del livello anticorpale per la protezione a lungo termine nei confronti di un agente infettivo rapidamente invasivo, come il meningococco".*

3- **I nuovi ceppi sono stati facilitati nel loro compito dalle campagne vaccinali?**

Il prof. **Albero Mantovani**, a pagina 85 scrive: *"L'accoppiata vincente immunologia-solidarietà ha permesso di compiere grandi passi in avanti anche sul fronte della meningite. Gli sforzi internazionali di OMS e GAVI hanno consentito lo sviluppo di un vaccino coniugato contro il meningococco di tipo A ad un prezzo compatibile con la vaccinazione di massa nei Paesi più poveri del mondo. Questo vaccino introdotto nella fascia della meningite in Africa nel 2010, dà memoria immunologica per circa 10 anni e protegge adulti e bambini: negli ultimi 5 anni, ha praticamente eliminato le epidemie del ceppo A in 15 Paesi africani, liberando 217 milioni di persone da un vero e proprio incubo. Un risultato di tutto rispetto, ma non risolutivo, innanzitutto perché i Paesi della fascia della meningite sono 26 e non solo 15, e le persone a rischio sono 700 milioni, inoltre* ***perché sono in agguato altri ceppi di meningococco C, Y e W****".*

Commento dr Girolamo Giannotta

I ceppi che sono in agguato nell'area della *meningitis belt* circolavano da tempo assieme ai sierogruppi A presi di mira dalla campagna vaccinale. Come apprenderete in seguito, la co-circolazione consente ai ceppi meno in vista di insediarsi nella nicchia ecologica e di produrre clusters di malattia e vere epidemie, come da tre anni succede in Nigeria con il meningococco C. La lotta contro un sierogruppo porta inevitabilmente a produrre spazio nella nicchia ecologica in favore di altri sierogruppi che non sono oggetto di campagne vaccinali. Non credo cambierà molto visto e considerata la capacità dei meningococchi di andare incontro a commutazione della capsula e la loro nota capacità di rimpiazzare nella nicchia ecologica il meningococco eventualmente ostacolato dalla campagna vaccinale. Inoltre, sempre nella nicchia si possono produrre nuovi cloni ipervirulenti.

Bibliografia

1- Giannotta G. Le sindromi cliniche post-vaccinali da vaccini anti-HPV, 2015.
2- Giannotta G. POST-VACCINATION INFLAMMATORY SYNDROME: A NEW SYNDROME? PARALLEL SESSION 14: VACCINES AND AUTOIMMUNITY, Lepzig, 2016.
3- Mosca F, Tritto E, Muzzi A et al. Molecular and cellular signatures of human vaccine adjuvants. Proc Natl Acad Sci USA. 2008; 105(30): 10501–6.
4- McKee AS, Munks MW, MacLeod MK et al. Alum induces innate immune responses through macrophage and mast cell sensors, but these sensors are not required for alum to act as an adjuvant for specific immunity. J Immunol. 2009; 183(7): 4403–14.
5- Stylianou E, Saklatvala J. interleukin-1. Int J Biochem Cell Biol. 1998 Oct; 30 (10): 1075-9.
6- Keith LS, Jones DE, Chou CH. Aluminum toxicokinetics regarding infant diet and vaccinations.Vaccine. 2002; 20: S13–S17.
7- Mitkus RJ, King DB, Hess MA et al. Updated aluminum pharmacokinetics following infant exposures through diet and vaccination. Vaccine. 2011 Nov 28; 29 (51): 9538-43.
8- Priest ND. The biological behaviour and bioavailability of aluminium in man, with special reference to studies employing aluminium-26 as a tracer: review and study update. J. Environ. Monit. 2004, 6: 375-403.
9- Gherardi RK, Eidi H, Crepeaux G et al. Biopersistence and brain translocation of aluminium adjuvants of vaccines. Front Neurol. 2015 Feb 5; 6: 4.
10- Drago D, Cavaliere A, Mascetra N, et al. Aluminum modulates effects of beta amyloid (1-42) on neuronal calcium homeostasis and mitochondria functioning and is altered in a triple transgenic mouse model of Alzheimer's disease. *REJUVENATION RES.* 2008 Oct. 11(5): 861-71.
11- Bolt HM, Hengstler JG. Aluminium and lead toxicity revisited: mechanisms explaining the particular sensitivity of the brain to oxidative damage. *ARCH TOXICOL.* 2008 Nov. 82 (11): 787-8.
12- Blaylock RL, Strunecka A. Immune-glutamatergic dysfunction as a central mechanism of the autism spectrum disorders. *CURR MED CHEM.* 2009. 16 (2): 157-70.
13- Mantovani A. Immunità e vaccini. Mondadori edizioni, 2016.
14- Bartolozzi G. Vaccini e Vaccinazioni. Elsevier edizioni, 2012.
15- Pollard AJ, Perrett KP, Beverley PC. Maintaining protection against invasive bacteria with protein-polysaccharide conjugate vaccines. Nat Rev Immunol. 2009 Mar; 9 (3): 213-20.

Capitolo 9

I PORTATORI SANI O CARRIER

Poiché i presunti *carrier* (portatori sani) sono un target fondamentale delle politiche vaccinali in vari Paesi, e poiché si è diffusa la convinzione tra gli studiosi che per ottenere l'eradicazione dei meningococchi bisogna coinvolgere nella campagna vaccinale gli adolescenti ed i giovani adulti; è fondamentale affrontare il tema con la mente libera dai vincoli delle politiche vaccinali, per comprendere se questa corrente di pensiero potrà produrre tangibili risultati. Prima di addentrarci in questi oscuri meandri, dovete memorizzare alcuni concetti banali, ma di assoluto rilievo.

I meningococchi non hanno nessun interesse a produrre una malattia invasiva (IMD), perché facendo ciò rischiano di uccidere il solo ospite naturale. Eliminare l'unico ospite esistente significa eliminare la nicchia ecologica che li ospita e che consente la loro sopravvivenza e la trasmissione agli altri soggetti. I meningococchi hanno un genoma che si contraddistingue per la notevole plasticità che si realizza acquisendo del DNA presente nella nicchia ecologica e per eventi genetici di rimodellamento programmati e non pro-grammati. **L'estrema capacità di acquisire nuovo DNA da altri meningococchi**, e da specie batteriche diverse, si traduce in nuove funzioni enzimatiche e nuove proprietà antigeniche. Acquisire nuove proprietà antigeniche a livello degli antigeni di superficie significa produrre nuove strutture che rappresentano una nuova sfida per il sistema immunitario ed appongono la *pietra tombale* ai precedenti programmi di vaccinazione di massa, o quasi di massa. Inoltre, modificare geneticamente i fattori di virulenza può portare a generare **linee iperinvasive** che si caratterizzano per l'elevata capacità di produrre eventi fatali e per la chiara capacità di diffondersi anche ai soggetti vaccinati precedentemente.

La colonizzazione del nasofaringe

Per poter colonizzare il nasofaringe il batterio deve aderire alla superficie mucosa, utilizzare i nutrienti ivi disponibili ed evadere i meccanismi di difesa propri del sistema immunitario. Nonostante queste limitazioni, non vi sono dubbi che la *N. meningitidis* abbia con se quanto occorre per concludere con successo questa operazione. Per poter aderire alle cellule non ciliate della mucosa nasofaringea è necessario che il batterio aderisca alla superficie delle cellule respiratorie. I pili facilitano l'iniziale aderenza alla superficie delle cellule epiteliali ed una sua componente aderisce alla proteina CD46 (recettore) che è espressa su tutte le cellule umane, esclusi i globuli rossi. Contemporaneamente, la sintesi della capsula è sottoregolata (1, 2). La sottoregolazione dell'espressione della capsula e la rimozione dell'acido sialico dai LOS sono essenziali per l'interazione dei meningococchi con le cellule dell'ospite (3). Ad adesione avvenuta, ora si pone il problema nutrizionale con le sue limitazioni da affrontare. I meningococchi necessitano di ferro per ampliare la popolazione e sono dotati di un sistema di cattura del ferro che possono ottenere da due proteine dell'ospite, la *transferrina* e la *lattoferrina* (4).

Il terzo problema è rappresentato dal sistema immunitario dell'ospite che utilizza le sue immunoglobuline IgA_1 extracellulari per rendere difficile la vita ai meningococchi. Le IgA_1 sono le immunoglobuline prevalenti nelle secrezioni e nel nasofaringe prevengono l'aderenza e la colonizzazione batterica (5).

I tre i principali batteri colonizzatori del nasofaringe (*N. meningitidis*, *Haemophilus influenzae* e *Streptococcus pneumoniae*) hanno un gene che codifica una proteasi specifica che degrada le IgA_1 (6). Il livello di questi enzimi è significativamente più alto nei ceppi invasivi dei meningococchi, rispetto agli isolati dei carrier (7).

La co-colonizzazione nel nasofaringe

Il nasofaringe umano può albergare diverse specie patogene (*N. meningitidis*, *H. influenzae*, *S. pneumoniae*) e specie non patogene, quali la *N. lactamica* e le *moraxelle*. Durante la fase di carrier, la co-colonizzazione con altri batteri patogeni, e non patogeni, può consentire scambi genetici orizzontali che posso sfociare nella produzione di nuovi cloni di meningococchi. Nei carrier c'è una grande diversità di ceppi, contrariamente al limitato numero dei ceppi ipervirulenti (3). Pare che per il ciclo vitale della *N. meningitidis* sia fondamentale la trasmissibilità, ma non l'invasione. A causa della lunga durata della co-colonizzazione mista con altri batteri, **lo stato di portatore è una condizione ideale per il trasferimento orizzontale dei geni tra differenti ceppi di meningococchi, e tra meningococchi ed altre specie commensali** (3). Il DNA estraneo può essere incorporato nel genoma della *N. meningitidis* con il processo della trasformazione che è una ricombinazione consentita dall'acquisizione di DNA libero, presente nell'ambiente vitale. La *N. meningitidis* contiene circa 2000 copie di una sequenza segnale per la cattura del DNA (9, 10). Quindi, la trasformazione con DNA rilasciato da altri batteri, durante la colonizzazione mista del nasofaringe, può esitare nel trasferimento di DNA al cromosoma della *N. meningitidis* (8). Dopo la cattura, questo DNA può essere integrato nella *N. meningitidis* per ricombinazione, la quale può condurre ad una rapida evoluzione del genoma del meningococco (3). Comunque, esiste una frequenza alta di scambio di DNA nella *N. meningitidis*, le cui dimensioni possono superare i 5 kb (8).

La dicotomia del carrier

L'aspetto positivo della condizione di portatore asintomatico (*carrier*) sta nel fatto che questa situazione può rappresentare **una chiara opportunità per edificare un processo immunizzante**, che sfocia in una protezione sistemica e che comporta anche la produzione di anticorpi specifici. Pare che la colonizzazione frequente del nasofaringe, da parte di *Neisseriae* non patogene come la *N. lactamica*, migliori **l'immunità naturale contro i meningococchi** a causa della produzione di anticorpi cross-reattivi. I ceppi isolati dai carrier comprendono numerosi genotipi con una limitata percentuale di ceppi appartenenti a cloni invasivi. Durante il periodo dell'epidemia, oltre il 10% della popolazione generale trasporta la *N. meningitidis* nel nasofaringe. Molti isolati nei portatori non hanno la capsula e questa mancanza può concorrere all'imuno-evasione, ma essere anche un evento selettivo per sopravvivere nella nicchia ecologica del nasofaringe (3). I portatori asintomatici della *N. meningitidis* sono noti fin dal 1890 ed in condizioni non epidemiche circa il 10% degli individui sani la trasportano nelle vie aeree superiori (11, 12). Questi numeri crescono quando si tratta di comunità in stretto contatto, come lo sono militari e studenti (13). La durata della condizione di portatore varia potendo passare da una situazione cronica ad una intermittente, o transitoria e perdurante per mesi (14). Per identificarli spesso si ricorre ai tamponi nasofaringei o faringei. *Sim et al.* (15), hanno sottoposto ad indagine immuno-istochimica le tonsille asportate dai pazienti tonsillectomizzati ed hanno scoperto che nel 45% dei campioni si identificava la *N. meningitidis*, mentre solo il 10% dei campioni era positivo all'esame colturale del tampone nasofaringeo. Per tale motivo, pensano che la percentuale dei carrier sia sottostimata utilizzando come mezzo di screening i tamponi nasofaringei.

In Norvegia, circa il 9% degli isolati dai carrier appartenevano a due noti complessi clonali ipervirulenti: i tipi elettroforetici ET-5 ed ET-37 (36). I membri del complesso ET-37 appartenevano al sierogruppo C e gli isolati che appartenevano al complesso ET-5 erano del sierogruppo B o non catalogabili. Fin da allora, questi due complessi clonali erano presenti in oltre il 91% dei ceppi provenienti dai pazienti con IMD (3).

Il comportamento del meningococco

La capsula polisaccaridica presenta gli antigeni più esterni del batterio che sono il primo bersaglio per l'immunità mucosale ed umorale. I germi capsulati provocano oltre il 90% delle IMD da meningococchi. Viceversa, circa il 50% dei ceppi isolati dai carrier mancano della capsula, e per tale motivo non possono essere sierologicamente catalogabili (16). Quelli non classificabili, si presume che non siano patogeni, ma la capsula può essere ben presto acquisita dai meningococchi (17). La perdita della capsula incrementa la capacità dei meningococchi di colonizzare il nasofaringe e consente di sfuggire alla ricognizione del sistema immunitario (18). Il locus *cps* è responsabile della sintesi della capsula ed ha 7 differenti regioni (19, 20). Un cattivo allineamento delle catene di DNA (21) e l'acquisizione di sequenze che si inseriscono nei geni responsabili per la sintesi od il trasporto dei polisaccaridi possono portare alla perdita della capacità di espressione della capsula (22). Nel locus genetico *cps* (per la capsula) ci sono quattro importanti regioni. La regione A codifica gli enzimi responsabili della sintesi dei polisaccaridi (23, 24), la regione B partecipa alla modificazione dei lipidi (25). La regione C ha i geni *ctr* che consentono il trasporto dei polisaccaridi attraverso la membrana batterica (26, 27) e la regione D è coinvolta nella sintesi del lipopolisaccaride (28).

Le *porine* (PorA e PorB) sono proteine di membrana che consentono il passaggio di piccole molecole. La PorA è selettiva per i cationi (29) ed ha due regioni variabili (VR) dette VR1 e VR2; mentre la PorB è un poro selettivo per gli anioni. Queste proteine sono utilizzare per determinare il *finetype* dei meningococchi. Durante la condizione di carrier può cambiare il livello di espressione delle PorA e PorB (30).

Il *lipopolisaccaride* (LPS) è un'endotossina della *N. meningitidis* ed è un fattore importante della virulenza poiché induce la produzione di molecole pro-infiammatorie che conducono allo shock settico nella IMD (31). In questo LPS mancano delle unità ripetute di antigene O, e per tale motivo queste strutture sono indicate come lipo-oligosaccaridi (LOS). I LOS consentono di ottenere 12 immunotipi (L1–L12) sulla base di specifiche reazioni anticorpali (32, 33). La maggioranza dei meningococchi nei carrier esprime gli immunotipi L1 ed L8 (34). Nella biosintesi dei LOS sono coinvolti tre loci genetici (*lgt*-1, 2 e 3) che codificano *glico-acil-transferasi* che sono coinvolti nella biosintesi della catena dei LOS. Patogeni e commensali hanno un comune pool di geni *lgt* e per essi è attivo il transfer orizzontale di geni che contribuisce alla diversità dei loci *lgt* nella *Neisseria* (35). Gli immunotipi sono soggetti alla variazione di fase (la variazione di fase è un meccanismo ampiamente conservato per l'espressione di antigeni di superficie) che è dovuta all'alta frequenza di mutazioni *frameshift* che consente al microbo di sottrarsi al sistema immune dell'ospite (3). Curiosamente, un singolo cambio nucleotidico in un gene *housekeeping* è 80 volte più probabile con un evento ricombinante, rispetto ad una mutazione puntiforme.

Ne deriva che **la ricombinazione genica è un evento fondamentale della plasticità del genoma dei meningococchi**.

La risposta immunitaria alla colonizzazione

L'immunità contro la malattia invasiva da meningococco (IMD) dipende dalla presenza delle IgG che elicitano un'attività battericida contro il microrganismo infettante. I lattanti possono essere coperti dalle immunoglobuline materne, ma questa protezione svanisce a causa del catabolismo delle immunoglobuline che si verifica dopo la nascita. L'esposizione nel nasofaringe alle *Neisseriae*, ed ad altre specie cross-reattive non patogene, incrementa gli anticorpi specifici durante l'infanzia (38-40). Il *carriage* di commensali, particolarmente della *N. lactamica*, si associa ad un titolo più alto di anticorpi contro la *N. meningitidis*. Strutture altamente omologhe sono presenti nella *N. lactamica* e nella *N. meningitidis* (40).

La colonizzazione dell'orofaringe da parte dei meningococchi porta a produrre una risposta anticorpale delle tre maggiori classi d'immunoglobuline, all'interno di poche settimane dopo l'acquisizione del batterio, e può comportarsi come un evento immunizzante (41). Solo occasionalmente, subito dopo l'inizio della colonizzazione, i ceppi di *N. meningitidis* possono oltrepassare la barriera mucosa ed entrare nel sangue. In questo caso possono provocare meningiti, sepsi severe con un decorso spesso fatale, e più raramente: artriti settiche, polmoniti, pericardite purulenta, congiuntivite, otite, sinusite ed uretrite (42).

Anche se i fattori che conducono alla malattia invasiva non sono ben conosciuti, **i non carrier sono considerati come gruppo a più alto rischio per la malattia meningococcica**, poiché la loro capacità di instaurare e mantenere una relazione commensale, con un ceppo acquisito, non è conosciuta (43).

Se questo è vero, **cercare di eliminare o ridurre i portatori potrebbe sortire l'effetto opposto** a quello sperato, poiché sarebbero esposti ad un nuovo contatto che potrebbe portare ad esiti incerti, se non decisamente sfavorevoli.

Comunque, l'immunità mucosale non previene la colonizzazione del nasofaringe da parte dei meningococchi, ma è importante per prevenire l'invasione delle cellule epiteliali (43). L'immunità umorale (dovuta agli anticorpi) ha un ruolo essenziale nella protezione contro i meningococchi, ed **il carriage della *Neisseria* determina un incremento della risposta anticorpale battericida** (44, 45). Il *carriage* di alcuni ceppi di *N. meningitidis* porta allo sviluppo della risposta diretta contro *PorA*, *PorB* ed *LPS* (3). La risposta è ceppo-specifica, con alcuni gradi di cross-reattività eterologa. Nel carrier la risposta può durare diversi mesi dopo che il ceppo è stato eliminato dal nasofaringe.

Gli anticorpi anti-meningococco hanno proprietà protettive poiché si legano agli antigeni della superficie dei meningococchi, attivano il sistema del complemento che determina la lisi diretta, o ne facilitano la fagocitosi (46). **Non si sa se l'immunità naturale produce una memoria immunologica**.

Infine, a prova e testimonianza di quanto sia importante il complemento nell'ambito dei meccanismi di difesa contro i meningococchi, vi dico che oltre la metà degli individui che hanno un deficit delle componenti terminali del complemento (C5-C9) sono a rischio di sviluppare la IMD, e circa il 50% di essi hanno attacchi ricorrenti (47). E *dulcis in fundo*, i vaccini polisaccaridici coniugati con le proteine *carrier* sono stati così ideati nella speranza di poter evocare una risposta T-helper.

In conclusione, **noi non sappiamo se una campagna vaccinale è in grado di incidere sui carrier**, e se incide in quale maniera lo fa. Poi, non appare così produttivo ostacolare i meningococchi quando hanno stabilito una relazione commensale con l'ospite poiché da questa deriva un'immunità naturale abbastanza allargata ed efficace. Considerato che almeno 100.000 persone (10%) su un milione sarebbero i carrier (ma è una stima in difetto) e che solo 7 persone sulla stessa popolazione di un milione sarebbero i casi di IMD attesi (incidenza 0,7 casi/100.000 abitanti); è evidente che esiste un rapporto tra le due cose troppo ampio per poter addossare esclusivamente ai carrier la responsabilità nell'insorgenza di IMD, senza considerare altri fattori concorrenti. Un altro fatto di non secondaria importanza è rappresentato dal picco d'incidenza della IMD che è più alto e si realizza in una fascia di età che non coincide con il picco di frequenza dei portatori che si concentra negli adolescenti e giovani adulti, che sono soggetti alla IMD con una frequenza minore, rispetto ai primi anni di vita.

Bibliografia

1- Deghmane AE, Petit S, Topilko A, Pereira Y, Giorgini D, Larribe M & Taha MK. Intimate adhesion of Neisseria meningitidis to human epithelial cells is under the control of thecrgA gene, a novel LysR-type transcriptional regulator. EMBO J, 2000, 19: 1068–1078.
2- Taha MK, Morand PC, Pereira Y, Eugene E, Giorgini D, Larribe M & Nassif X. Pilus-mediated adhesion of Neisseria meningitidis: the essential role of cell contact-dependent transcriptional upregulation of the PilC1 protein. Mol Microbiol, 1998, 28: 1153–1163.
3- Yazdankhah SP, Caugant DA. Neisseria meningitidis: an overview of the carriage state. J Med Microbiol. 2004 Sep; 53 (Pt 9): 821-32.
4- Larson JA, Higashi DL, Stojiljkovic I & So M. Replication of Neisseria meningitidiswithin epithelial cells requires TonB-dependent acquisition of host cell iron. Infect Immun, 2002, 70: 1461–1467.
5- Lomholt H, Poulsen K, Caugant DA & Kilian M. Molecular polymorphism and epidemiology of Neisseria meningitidis immunoglobulin A1 proteases. Proc Natl Acad Sci USA, 1992, 89: 2120–2124.
6- Kilian M, Reinholdt J, Lomholt H, Poulsen K & Frandsen, EV. Biological significance of IgA1 proteases in bacterial colonization and pathogenesis: critical evaluation of experimental evidence. APMIS, 1996, 104: 321–338.
7- Vitovski S, Read RC & Sayers JR. Invasive isolates of Neisseria meningitidis possess enhanced immunoglobulin A1 protease activity compared to colonizing strains. FASEB, 1999, J 13: 331–337.
8- Linz B, Schenker M, Zhu P & Achtman M. Frequent interspecific genetic exchange between commensal neisseriae and Neisseria meningitidis. Mol Microbiol, 2000, 36: 1049–1058.
9- Kroll JS, Wilks KE, Farrant JL & Langford PR. Natural genetic exchange betweenHaemophilus and Neisseria: intergeneric transfer of chromosomal genes between major human pathogens. Proc Natl Acad Sci USA, 1998, 95: 12381–12385.

10- Smith HO, Gwinn ML & Salzberg SL. DNA uptake signal sequences in naturally transformable bacteria. Res Microbiol , 1999, 150: 603–616.
11- Cartwright KA, Stuart JM, Jones DM & Noah ND. The Stonehouse survey: nasopharyngeal carriage of meningococci and Neisseria lactamica. Epidemiol Infect, 1987, 99: 591–601.
12- Stephens DS. Uncloaking the meningococcus: dynamics of carriage and disease. Lancet, 1999, 353: 941–942.
13- Olcén P, Kjellander J, Danielsson D & Lindquist BL. Epidemiology of Neisseria meningitidis; prevalence and symptoms from the upper respiratory tract in family members to patients with meningococcal disease. Scand J Infect Dis, 1981, 13: 105–109.
14- Broome CV. The carrier state: Neisseria meningitidis. J Antimicrob Chemother, 1986, 18: 25–34.
15- Sim RJ, Harrison MM, Moxon ER & Tang CM. Underestimation of meningococci in tonsillar tissue by nasopharyngeal swabbing. Lancet, 2000, 356: 1653–1654.
16- Claus H, Maiden MC, Maag R, Frosch M & Vogel U. Many carried meningococci lack the genes required for capsule synthesis and transport. Microbiology, 2002, 148: 1813–1819.
17- Swartley JS, Marfin AA, Edupuganti S, Liu LJ, Cieslak P, Perkins B, Wenger JD & Stephens, DS. Capsule switching of Neisseria meningitidis. Proc Natl Acad Sci USA, 1997, 94: 271–276.
18- Hammerschmidt S, Muller A, Sillmann H, et al. Capsule phase variation in Neisseria meningitidis serogroup B by slipped-strand mispairing in the polysialyltransferase gene (siaD): correlation with bacterial invasion and the outbreak of meningococcal disease. Mol Microbiol, 1996, 20: 1211–1220.
19- Frosch M, Weisgerber C & Meyer TF. Molecular characterization and expression in Escherichia coli of the gene complex encoding the polysaccharide capsule of Neisseria meningitides group B. Proc Natl Acad Sci USA, 1989, 86: 1669–1673.
20- Vogel U, Claus H & Frosch M. Capsule operons. In Meningococcal Disease, Methods and Protocols, 2001, pp. 187–201. Edited by AJ Pollard & MC Maiden. Totowa, NJ: Humana Press.
21- Kahler CM & Stephens DS. Genetic basis for biosynthesis, structure, and function of meningococcal lipooligosaccharide (endotoxin). Crit Rev Microbiol, 1998, 24: 281–334.
22- Claus H, Borrow R, Achtman M, Morelli G, Kantelberg C, Longworth E, Frosch M & Vogel U. Genetics of capsule O-acetylation in serogroup C, W-135 and Y meningococci. Mol Microbiol, 2004, 51: 227–239.
23-Edwards U, Muller A, Hammerschmidt S, Gerardy-Schahn R & Frosch M. Molecular analysis of the biosynthesis pathway of the α-2,8 polysialic acid capsule by Neisseria meningitides serogroup B. Mol Microbiol, 1994, 14: 141–149.
24- Swartley JS, Liu LJ, Miller YK, Martin LE, Edupuganti S & Stephens DS. Characterization of the gene cassette required for biosynthesis of the (α→6)-linked N-acetyl- D-mannosamine-1-phosphate capsule of serogroup A Neisseria meningitidis. J Bacteriol, 1998, 180: 1533–1539.
25- Frosch M & Muller A. Phospholipid substitution of capsular polysaccharides and mechanisms of capsule formation in Neisseria meningitidis. Mol Microbiol, 1993, 8: 483–493.
26- Frosch M. Edwards U. Bousset K. Krausse B & Weisgerber C. Evidence for a common molecular origin of the capsule gene loci in gram-negative bacteria expressing group II capsular polysaccharides. Mol Microbiol, 1991, 5: 1251–1263.
27- Frosch M, Muller D, Bousset K & Muller A. Conserved outer membrane protein ofNeisseria meningitidis involved in capsule expression. Infect Immun, 1992, 60: 798–803.
28- Hammerschmidt S, Birkholz C, Zahringer U, Robertson BD, van Putten J, Ebeling O & Frosch M. Contribution of genes from the capsule gene complex (cps) to lipooligosaccharide biosynthesis and serum resistance in Neisseria meningitidis. Mol Microbiol, 1994, 11: 885–896.
29- Tommassen J, Vermeij P, Struyve M, Benz R & Poolman JT. Isolation of Neisseria meningitidis mutants deficient in class 1 (porA) and class 3 (porB) outer membrane proteins. Infect Immun, 1990, 58: 1355–1359.
30- Caugant DA. Population genetics and molecular epidemiology of Neisseria meningitidis. APMIS, 1998, 106: 505–525.
31- Brandtzaeg P, Bjerre A, Øvstebø R, Brusletto B, Joø GB & Kierulf P. Neisseria meningitidis lipopolysaccharides in human pathology. J Endotoxin Res, 2001, 7: 401–420.
32- Zollinger WD & Mandrell RE. Outer-membrane protein and lipopolysaccharide serotyping of Neisseria meningitidis by inhibition of a solid-phase radioimmunoassay. Infect Immun, 1997, 18: 424–433.
33- Zollinger WD & Mandrell RE. Type-specific antigens of group A Neisseria meningitidis:

lipopolysaccharide and heat-modifiable outer membrane proteins. Infect Immun, 1980, 28: 451–458.
34- Poolman JT, van Der Ley PA & Tommassen J. Surface structure and secreted products of meningococci. In Meningococcal Disease, 1995: pp. 21–34. Edited by K. Cartwright. Chichester, UK: Wiley & Sons.
35- Zhu P, Klutch MJ, Bash MC, Tsang RS, Ng LK. & Tsai CM. Genetic diversity of three lgt loci for biosynthesis of lipooligosaccharide (LOS) in Neisseria species. Microbiology, 2002, 148: 1833–1844.
36- Caugant DA, Høiby EA, Magnus P, Scheel O, Hoel T, Bjune G, Wedege E, Eng J & Frøholm LO. Asymptomatic carriage of Neisseria meningitidis in a randomly sampled population. J Clin Microbiol, 1994, 32: 323–330.
37- Sanchez S, Troncoso G, Ferreiros CM & Criado MT. Evaluation of cross-reactive antigens as determinants of cross-bactericidal activity in pathogenic and commensal Neisseria. Vaccine, 2001, 19: 3390–3398.
38- Sanchez S. Troncoso G, Criado MT & Ferreiros C. In vitro induction of memory-driven responses against Neisseria meningitidis by priming with Neisseria lactamica. Vaccine, 2002, 20: 2957–2963.
39- Troncoso G, Sanchez S, Moreda M, Criado MT & Ferreiros CM. Antigenic cross-reactivity between outer membrane proteins of Neisseria meningitidis and commensal Neisseria species. FEMS Immunol Med Microbiol, 2000, 27: 103–109.
40- Troncoso G, Sanchez S, Kolberg J, Rosenqvist E, Veiga M, Ferreiros CM & Criado M. (2001). Analysis of the expression of the putatively virulence-associated neisserial protein RmpM (class 4) in commensal Neisseria and Moraxella catarrhalis strains. FEMS Microbiol Lett, 2001, 199: 171–176.
41- Kremastinou J, Tzanakaki G, Pagalis A, Theodondou M, Weir DM & Blackwel, CC. Detection of IgG and IgM to meningococcal outer membrane proteins in relation to carriage of Neisseria meningitidis or Neisseria lactamica. FEMS Immunol Med Microbiol, 1999, 24: 73–78.
42- Tzeng YL & Stephens DS. Epidemiology and pathogenesis of Neisseria meningitidis.Microbes Infect, 2000, 2: 687–700.
43- Griffiss JM. Mechanism of host immunity. In Meningococcal Disease, 1995: pp. 36–70. Edited by K. Cartwright. Chichester, UK: Wiley & Sons.
44- Jones GR, Christodoulides M, Brooks JL, Miller AR, Cartwright KA & Heckels JE. Dynamics of carriage of Neisseria meningitidis in a group of military recruits: subtype stability and specificity of the immune response following colonization. J Infect Dis, 1998, 178: 451–459.
45- Reller LB, MacGregor RR & Beaty HN. Bactericidal antibody after colonization withNeisseria meningitidis. J Infect Dis, 1973, 127: 56–62.
46- Pollard AJ & Frasch C. Development of natural immunity to Neisseria meningitidis. Vaccine, 2001, 19: 1327–1346.
47- D'Amelio R, Agostoni A, Biselli R, et al. Complement deficiency and antibody profile in survivors of meningococcal meningitis due to common serogroups in Italy. Scand J Immunol, 1992, 35: 589–595.

Capitolo 10

CARRIER E VACCINAZIONI

Purtroppo, i grossi numeri ed i grossi studi sui carrier si svolgono in Africa, e per tale motivo non credo che i risultati si possano applicare alla nostra nazione. Tuttavia, di questa limitazione dobbiamo prendere atto e procedere per insane estrapolazioni.

Partiamo dal *Burkina Faso* che nel 2010 inizia la campagna di vaccinazione contro il meningococco A (vengono vaccinati i soggetti da 1 a 29 anni). In questo luogo, nel 2012 hanno raccolto 4964 campioni orofaringei per verificare l'eventuale presenza della N. *meningitidis*. La prevalenza dei portatori (carrier) era del 7,86% e c'era un solo carrier del meningococco A, per giunta già vaccinato (1). La prevalenza era significativamente più bassa (0.02%), rispetto alla prevalenza in epoca pre-vaccinale (0,39%). Da questo studio si evince che la campagna vaccinale di massa contro il MenA ha abbassato la prevalenza dei carrier per il MenA, facendola passare dallo 0,39% dell'epoca pre-vaccinale allo 0,02% dopo la campagna vaccinale di massa.

Poiché io sono abituato ad osservare i fenomeni nel loro complesso e non nella loro settorialità, vorrei capire se questo spazio lasciato libero dal MenA, come conseguenza della pratica vaccinale, tende ad essere occupato da altri sierogruppi circolanti in loco. Risulta da questo lavoro che la prevalenza di carrier con il sierogruppo W era del 6,85%. Nello stesso tempo, dai 20 casi di meningite, gli isolati dominanti erano la *N. meningitidis* W (70%), seguita dal sierogruppo X (25%).

L'uso dei vaccini coniugati sembra che possa ridurre la prevalenza dei *carrier* (2-6). Nel Regno Unito, il programma vaccinale contro il meningococco C ha compreso anche gli adolescenti ed ha ridotto il numero dei *carrier* (7, 8).

Ammettiamo che la vaccinazione contro un sierogruppo riesca effettivamente a ridurre la percentuale dei portatori (*carrier*) per quel sierogruppo. Ammesso ciò, essendo la nicchia ecologica lasciata libera, è più che intuitivo che essa venga occupata da altri batteri appartenenti ad altri sierogruppi. Il **rimpiazzamento** dei sierogruppi in seguito alla vaccinazione di massa è stata notato nell'ovest dell'Africa ed un significativo incremento della prevalenza del sierogruppo W è stata riportata nella Nigeria ed in Burkina Faso in seguito alla campagna vaccinale con *MenAfriVac*, partita nel 2010. Nel Chad (2011/2012) si sono ridotti i portatori del sierogruppo A (dallo 0.7 allo 0.02%), mentre i portatori di altri sierogruppi (W ed X) sono cresciuti dallo 0.4 allo 0.7% (9). Questi dati confermano il sospetto che è sempre operativo il rischio di rimpiazzamento del sierogruppo, come conseguenza della campagna vaccinale (10).

Pare che la prevalenza dei portatori sia fluttuante con picchi nei periodi epidemici. Infatti, nel corso di un'epidemia, circa il 10% della popolazione generale alberga la *Neisseria* nel nasofaringe. Forse i carrier asintomatici sono presumibilmente l'origine principale dei ceppi patogeni (11). Molti isolati dai carrier mancano della capsula e questa condizione probabilmente consente l'evasione dal sistema immunitario e li seleziona per la colonizzazione e sopravvivenza nel nasofaringe. Probabilmente questa condizione di carrier consente la produzione di anticorpi protettivi e potrebbe immunizzare naturalmente il soggetto. Sembra che la colonizzazione del nasofaringe con la *Neisseria lactamica* migliori l'immunità naturale contro i meningococchi attraverso la formazione di anticorpi cross-reattivi. I ceppi isolati dai carrier comprendono numerosi genotipi con una piccola proporzione di ceppi dei cloni invasivi. Durante la condizione di portatore, la **co-colonizzazione con altri batteri patogeni e non patogeni** può portare ad uno scambio di materiale genetico che esita nella produzione di nuovi cloni di meningococchi. L'alta diversità dei ceppi di meningococchi presenti nei carrier, in confronto con i ceppi ipervirulenti, supportano l'idea che la trasmissibilità, ma non l'invasione, sono essenziali nel ciclo vitale delle *N. meningitidis* (11).

Da queste poche righe emerge il ruolo delicato del carrier: da un lato è la condizione che consente la produzione di **un'immunità naturale contro i meningococchi**; mentre dall'altro, può derivare, raramente, la **malattia invasiva** per se stesso, e più frequentemente la **trasmissione ad altri** umani dei meningococchi, a prescindere dalla possibilità di essere la fonte della malattia invasiva nell'ospite interessato nella catena di trasmissione. Ed anche questa questione deve essere analizzata con estremo rigore perché non derivano vantaggi eclatanti per il portatore sano sottoposto ad interventi, o meglio a grossolani tentativi, di bonifica tramite la vaccinazione. Questo perché **al potenziale portatore verrebbe impedito di edificare la sua immunità naturale**. È collegato intimamente a questa questione il fenomeno del **rimpiazzamento** nella nicchia ecologica del nasofaringe che, dopo l'intervento riduttivo operato dalla campagna vaccinale sul rispettivo sierogruppo, lascia spazi vitali ad altri ceppi, compresi i cloni più virulenti.

Quindi, l'intervento tramite campagna vaccinale non è un mero intervento contro un determinato sierogruppo, bensì **è un pesante intervento sulla nicchia ecologica del nasofaringe**. Nella nicchia ecologica esistono sempre delle co-colonizzazioni batteriche laddove i meningococchi interagiscono tra di loro, prendono contatto con specie patogene e non patogene e si realizza il trasferimento orizzontale di materiale genetico presente sotto forma di DNA libero, DNA che può anche appartenere a specie batteriche differenti. Inoltre, è in questa sede che si produce l'evento della **commutazione della capsula** che tanta importanza ha a livello globale. Commutazione che è il frutto di una modificazione genetica che poi porta ad esprimere dei polisaccaridi capsulari che appartengono ad un sierogruppo diverso, rispetto a quello di partenza. In altre parole, qui si realizza **il cambio della targa di un veicolo che ora può sfuggire alla ricognizione messa in atto dal sistema immunitario**.

Partendo da questa mia convinzione, proviamo a rintracciare prove a supporto della tesi che la **campagna vaccinale modifica la nicchia ecologica del nasofaringe**. Partirò dall'esempio citato da tutti e che riguarda la campagna vaccinale condotta nel Regno Unito a partire dal 1990.

Campagna contro il meningococco C in UK

Questo è il caso che viene spesso citato per avvalorare la tesi che le campagne vaccinali contro un meningococco possono conseguire grandi successi. Io, contrariamente agli entusiasmi altrui, guarderò a questo evento ed analizzerò gli **effetti sul lungo periodo** e non solo sul breve, che spesso dimostra quanto effimero possa essere il successo.

Quando i particolari non sono insignificanti, meritano di essere riferiti nella loro interezza. La prima cosa da ricordare è che l'epidemia del 1990 nel Regno Unito (12) era dovuta ad una variante del complesso clonale ST-11 (ET-37) del sierogruppo C (13), la cui prima identificazione è avvenuta in Canada (14). Quindi, qui **era presente nei sierogruppi C il complesso clonale ST-11/ ET-37**. In altre parole, si tratta della linea ipervirulenta che adesso si è diffusa in tante parti del mondo e denominata C ST-11/ET-37, che poi è quella che attualmente domina la scena in **Toscana**. Risulta evidente che quella campagna vaccinale in UK è stata prodotta per bloccare la diffusione di una linea ipervirulenta C ST-11/ET-37, ma non per vendere vaccini. In **Toscana** non sembra vi siano stati grandi numeri di casi di IMD prodotti da questa linea all'atto dell'adozione della campagna vaccinale, avvenuta nel 2005 in presenza di un'incidenza di IMD da Meningococco C di 0,2 casi/100.000 abitanti. Insisto: **in UK c'era da combattere la linea ipervirulenta C ST-11/ET-37, in Toscana non esisteva questo grande nemico nel 2005**. Ora in Toscana è emersa la linea ipervirulenta in corso di campagna vaccinale che colpisce anche i vaccinati contro il MenC. Quindi, hanno intrapreso una guerra con un nemico pacifico per trovarsi adesso con un nemico agguerrito e molto più pericoloso del precedente che adesso si caratterizza per l'elevata mortalità dei casi di IMD da questo ceppo ipervirulento. In aggiunta, come fatto aggravante, **l'incidenza di IMD è cresciuta di 10 volte nel 2016 rispetto al 2005** (1,98 vis 0.2).

Prima di passare al secondo particolare, è necessario ricordare che i meningococchi non traggono benefici evolutivi dalla malattia, né la malattia migliora la trasmissione tra ospite e contatto (15). Mantenere una capsula capace di produrre la malattia non è un chiaro guadagno perché ha il potenziale per eliminare il soggetto dalla catena di trasmissione. Di necessità, serve una strategia di bilanciamento che ne migliori la trasmissione lungo gli ospiti. Ed allora, mantenere la capsula durante la colonizzazione da parte dei meningococchi B è razionale poiché questo polisaccaride è un cattivo immunogeno (16). Viceversa, molti meningococchi C sottoregolano l'espressione della capsula durante il trasporto.

Ora, la campagna vaccinale in UK può essere compresa con i successivi dettagli. Detta campagna contro il Meningococco C ha ridotto significativamente nella popolazione gli isolati dai carrier, il numero degli isolati del sierogruppo C con complesso clonale ST-11, ma al contempo la prevalenza dei carrier del sierogruppo B, con il complesso ST-41/44, associati alla malattia, non era cambiata dalla campagna vaccinale. Quindi, rimaneva alta la percentuale di meningococchi che esprimevano i polisaccaridi capsulari del sierogruppo B (12). La campagna nel Regno Unito avrebbe conseguito il successo della riduzione dell'incidenza di IMD per un concorso di cause. La riduzione della malattia e dei portatori dopo la vaccinazione, l'esistenza nella popolazione di un'elevata percentuale di meningococchi del sierogruppo C che esprimevano il complesso ST-11, e la modalità della campagna vaccinale, hanno tutti collaborato per conseguire il successo (12). I primi ad essere vaccinati sono stati i ragazzi di 15-19 anni. In questo gruppo era alta la percentuale di portatori, così come il rischio di trasmissione agli altri (17). Inoltre, il successo è anche fortuito poiché i piccoli bambini non erano protetti dalla vaccinazione già praticata, la cui immunità non durava nel tempo (18). I piccoli bambini erano protetti dall'infezione dalla virtuale eliminazione dei meningococchi, responsabili della malattia, solo perché essi sono stati eliminati nei soggetti di età maggiore (12). Da qui deriva la convinzione diffusa che vaccinare gli adolescenti contro i meningococchi sia la strada vincente, ma non bisogna dimenticare che **"i meningococchi non stanno a guardare"**.

Altro piccolo e non insignificante particolare. La campagna vaccinale in UK prevedeva la somministrazione di due dosi ai lattanti ed una dose agli altri bambini ed al resto dei soggetti fino ai 19 anni di età (12). Quindi, **tutta la fascia di età inferiore ai 19 anni è stata il bersaglio della campagna vaccinale**. In Toscana non ci si è mossi così e l'ecologia dei meningococchi non era la medesima.

Perché i meningococchi non stanno a guardare?

La più semplice operazione per sfuggire alla pressione ambientale esercita sulla nicchia ecologica dei meningococchi è la commutazione della capsula. Questa operazione è consentita dal trasferimento orizzontale di materiale genetico e può avvenire spontaneamente, o sotto pressione selettiva da campagna vaccinale. La **commutazione della capsula** è stata dimostrata in Canada e Spagna dopo l'adozione della campagna vaccinale di massa (20-22) e nella Repubblica Ceca durante una situazione epidemica (23). Nella N. *meningitidis,* il trasferimento orizzontale dei geni SIAD, Che codificano le polisialiltransferasi, comporta una commutazione della capsula nei sierogruppi (20, 21, 24, 25). La commutazione della capsula può rappresentare un importante meccanismo di virulenza dei meningococchi e di altri batteri patogeni capsulati (25, 26), con significative implicazioni sull'uso di specifici vaccini polisaccaridici.

Prima di tornare ai problemi dell'UK, vediamo che è successo in Italia qualche anno fa. Nel 2002 in **Italia**, in assenza di campagne vaccinali anti-meningococco, è stata riscontrata in 4 N. *meningitidis* **la commutazione della capsula da C a B da parte dei ceppi del complesso ET-37**. Un ceppo aveva una nuova sequenza (1860), la cui prima scoperta risaliva al 2000 (19). La presenza della commutazione nei sierogruppi B merita una particolare attenzione, se essi sono in grado di diffondersi come i progenitori del sierogruppo C appartenenti al complesso ipervirulento ET-37 (19). In questi quattro ceppi del sierogruppo B erano presenti gli antigeni PorA e PorB (2a:P1.2, 2a:P1.5,2, 2a:P1.5, and 2b:P1.5), che di norma sono scoperti nei sierogruppi C. La situazione italiana si caratterizzava per una bassa endemicità (0.4 casi/100.000 abitanti) con una predominanza del sierogruppo B e per la presenza di un grande numero di differenti fenotipi (27). Comunque, l'emergenza di mutanti naturali per la capsula all'interno del complesso ET-37 che alberga i ceppi ipervirulenti, deve essere attentamente monitorizzata nel futuro, a causa del possibile impatto di questi sul pattern della malattia (27).

Il Regno Unito nel lungo periodo

Si era partiti nel 1990 con **una campagna vaccinale tesa a combattere una linea ipervirulenta C ST-11/ET-37**. Dopo anni di successo della campagna vaccinale contro il meningococco C, senza un parallelo successo contro il sierogruppo B, la realtà in UK è drammaticamente mutata. In questa sede, vi riporterò solo alcune nozioni poiché in altri capitoli ho approfondito questi temi. Voi potete analizzare queste situazioni settorialmente o le potete analizzare globalmente come se fossero eventi collegati l'uno all'altro. A voi il libero arbitrio, a me l'analisi dei fatti recenti.

Alcuni scienziati sono preoccupati per la possibilità della diffusione internazionale dell'epidemia da MenC:cc11 nella comunità MSM e per la dimostrata espansione del MenW:cc11 in Inghilterra, Galles, Sudafrica e Sudamerica con una mortalità molto alta. Esiste ora una malattia endemica da MenW che si espande nel Sudafrica ed in UK. Gli isolati recenti di MenC in MSM in Francia ed UK sono strettamente correlati, ma distinti. Analisi WGS hanno dimostrato che i ceppi MenW:cc11 (*South American/UK strain*) che sono correntemente endemici in Brasile, Argentina, Inghilterra e Galles sono distinti dai ceppi epidemici *Hajj*, che hanno la tendenza a persistere, contrariamente ai ceppi *Hajj* anglo-francesi e sudafricani che procedono con picchi di malattia intervallati da fasi di quiescenza. Il *South American/UK strain* (MenW:cc11) non era rilevato in Inghilterra e nel Galles prima del 2008. Gli isolati di due casi inglesi (2010 e 2014) formano un cluster con un isolato argentino. Quindi, questo ceppo pare sia partito dal Sudamerica ed è diventato endemico in Inghilterra e Galles. In Sudamerica i casi di IMD da MenW:cc11 sono altamente mortali. Il ceppo Inglese/gallese ha già mostrato queste caratteristiche, si è diffuso prima negli anziani e poi in tutte le età. In UK, i ceppi W ST-11 correlati agli *Hajj* predominavano nel periodo 2000–2004, ma sono in seguito rimpiazzati da ceppi endemici *non-Hajj* (28).

Ultimi dati provenienti dal Regno Unito (Ottobre 2016)

L'incidenza complessiva di IMD è di 1 caso/100.000 abitanti. I casi da MenB rappresentavano il 55% di tutti i casi, seguiti dai MenW (26%), MenY (13%) e MenC (5%). Il numero di casi da MenC riportati nel 2015/2016 era più alto del 45% rispetto al precedente anno epidemiologico (42 casi *vis* 29). Il numero dei casi di IMD da MenW continua ad aumentare, anche se questi casi sono attribuiti al ceppo *Hajj* (29). Infine, i casi da MenY sono in aumento del 9%.

Ricapitoliamo

La campagna vaccinale partita nel 1990 ostacola l'azione del meningococco C ST-11/ET-37, ma nulla può contro il sierogruppo B. In UK, i ceppi W ST-11 correlati agli *Hajj* predominavano nel periodo 2000–2004, ma sono in seguito rimpiazzati da ceppi endemici *non-Hajj* (28). A partire dal 2010 comincia ad apparire il *South American/UK strain* (MenW:cc11). L'ultimo rapporto del Ministero della Salute Britannico (29) dice che il 26% dei casi di IMD sono provocati dal MenW, ma ci sono pure casi provocati da MenY (13%) e MenC (5%). Il numero di casi da MenC riportati nel 2015/2016 era più alto del 45% rispetto al precedente anno epidemiologico (42 casi *vis* 29).

In altre parole, prima del 1990 il Regno Unito era afflitto dall'azione del meningococco C ST-11/ET-37 e dal meningococco B. Inizia la sua campagna vaccinale contro il MenC, riduce i casi di IMD da MenC, ma rimangono sempre i casi di IMD da sierogruppo B. Nel periodo 2000–2004 ci sono i ceppi W ST-11 correlati agli *Hajj*, successivamente rimpiazzati da ceppi W endemici *non-Hajj*, e la situazione più recente deve fare i conti con il ceppo W *South American/UK strain*. Inoltre, il MenC si sta diffondendo anche nella comunità omosessuale maschile (MSM) ed i casi di IMD da MenC stanno salendo come numero e percentuale. Restano sempre i casi di IMD da sierogruppo B.

In definitiva, prima della campagna vaccinale erano predominanti i MenC ed i MenB, poi cominciano ad apparire i MenW correlati agli *Hajj*, ma non scompaiono mai i casi di IMD da MenB. In seguito arriva il ceppo W *South American/UK strain*, si espande il sierogruppo C nei MSM, aumentano il numero dei casi di IMD da MenC nel 2016 ed il 13% delle IMD sono provocate dal sierogruppo Y. **Si è passati dalla presenza di due sierogruppi dominanti** (B e C) **a 4** (B, C, W ed Y) con l'aggravante che il ceppo *South American/UK strain* è particolarmente aggressivo ed i casi di IMD sono spesso fatali.

Si tratta, o non si tratta di rimpiazzamento allargato?

Bibliografia

1- Kristiansen PA, Ba AK, Ouédraogo AS, Sanou I, Ouédraogo R, Sangaré L, Diomandé F, Kandolo D, Saga IM, Misegades L, Clark TA, Préziosi MP, Caugant DA. Persistent low carriage of serogroup A Neisseria meningitidis two years after mass vaccination with the meningococcal conjugate vaccine, MenAfriVac. BMC Infectious Diseases 2014, 14: 663.
2- Maiden MCJ, Stuart JM: Carriage of serogroup C meningococci 1 year after meningococcal C conjugate polysaccharide vaccination. Lancet. 2002, 359: 1829-1830.
3- Forleo-Neto E, De Oliveira CF, Maluf EMCP, Bataglin C, Araujo JMR, Kunz J, Pustai AK, Vieira VSD, Zanella RC, Brandileone MC, Mimica LM, Mimica IM: Decreased point prevalence of Haemophilus influenzae type b (Hib) oropharyngeal colonization by mass immunization of Brazilian children less than 5 years old with Hib polyribosylribitol phosphate polysaccharide-tetanus toxoid conjugate vaccine in combination with diphtheria-tetanus toxoids- pertussis vaccine. J Infect Dis. 1999, 180: 1153-1158.
4- Maiden MCJ, Ibarz-Pavon AB, Urwin R, Gray SJ, Andrews NJ, Clarke SC, Walker AM, Evans MR, Kroll JS, Neal KR, Ala'aladeen DA, Crook DW, Cann K, Harrison S, Cinningham R, Baxter D, Kaczmarski E, Maclennan J, Cameron JC, Stuart JM: Impact of meningococcal serogroup C conjugate vaccines on carriage and herd immunity. J Infect Dis. 2008, 197: 737-743.
5- Ramsay ME, Andrews NJ, Trotter CL, Kaczmarski EB, Miller E: Herd immunity from meningococcal serogroup C conjugate vaccination in England: database analysis. Br Med J. 2003, 326: 365-366.
6- Vestrheim DF, Hoiby EA, Aaberge IS, Caugant DA: Impact of a pneumococcal conjugate vaccination program on carriage among children in Norway. Clin Vaccine Immunol. 2010, 17: 325-334.
7- LaForce FM, Konde K, Viviani S, Préziosi MP: The Meningitis Vaccine Project. Vaccine. 2007, 25 (Suppl): A97-A100.
8- LaForce FM, Okwo-Bele J-M: Eliminating epidemic group A meningococcal meningitis in Africa through a new vaccine.
9- Daugla DM, Gami JP, Gamougam K, Naibei N, Mbainadji L, Narbé M, Toralta J, Kodbesse B,

Ngadoua C, Coldiron ME, Fermon F, Page AL, Djingarey MH, Hugonnet S, Harrison OB, Rebbetts LS, Tekletsion Y, Watkins ER, Hill D, Caugant DA, Chandramohan D, Hassan-King M, Manigart O, Nascimento M, Woukeu A, Trotter C, Stuart JM, Maiden MC, Greenwood BM. Effect of a serogroup A meningococcal conjugate vaccine (PsA-TT) on serogroup A meningococcal meningitis and carriage in Chad: a community study. Lancet. 2014 Jan 4; 383 (9911): 40-7.
10- Funk A, Uadiale K, Kamau C, Caugant DA, Ango U, Greig J. Sequential Outbreaks Due to a New Strain of Neisseria Meningitidis Serogroup C in Northern Nigeria, 2013-14. PLoS Curr. 2014, December 29: 6.
11- Yazdankhah SP, Caugant DA. Neisseria meningitidis: an overview of the carriage state Siamak P. Journal of Medical Microbiology, 2004, 53: 821–832.
12- Martin CJ, Maiden MCJ, Ibarz-Pavón AB, Urwin R, Gray SJ, Andrews NJ, Clarke SC, Walker AM, Evans MR, Kroll JS, Neal KR, Ala'Aldeen DAA, Crook DW, Cann K, Harrison S, 13 Cunningham R, Baxter D, Kaczmarski E, MacLennan J, Cameron JC, Stuart JM. Impact of Meningococcal Serogroup C Conjugate Vaccines on Carriage and Herd Immunity. The Journal of Infectious Diseases, 2008, 197: 737– 43
13- Caugant DA. Population genetics and molecular epidemiology of Neisseria meningitidis. Apmis, 1998, 106: 505–25.
14- Jelfs J, Munro R, Ashton F, Rawlinson W, Caugant DA. Global study of variation in a new variant of the ET-37 complex of Neisseria meningitidis. In: Program and abstracts of the 11th International Pathogenic Neisseria Conference. Nice, France: Editions E.D.K. 1998: 5.
15- Maiden MC. Dynamics of bacterial carriage and disease: lessons from the meningococcus. Adv Exp Med Biol, 2004, 549: 23–9.
16- Wyle FA, Artenstein MS, Brandt BL, et al. Immunologic response of man to group B meningococcal polysaccharide vaccines. J Infect Dis, 1972, 126: 514 –521.
17- MacLennan J, Kafatos G, Neal K, et al. Social behavior and meningococcal carriage in British teenagers. Emerg Infect Dis, 2006, 12: 950 –7.
18- Trotter CL, Andrews NJ, Kaczmarski EB, Miller E, Ramsay ME. Effectiveness of meningococcal serogroup C conjugate vaccine 4 years after introduction. Lancet, 2004, 364: 365–7.
19- Stefanelli P, Fazio C, Neri A, Sofia T, Mastrantonio P. First Report of Capsule Replacement among Electrophoretic Type 37 Neisseria meningitidis Strains in Italy. Journal of clinical microbiology, Dec. 2003: p. 5783–5786 Vol. 41, No. 12.
20- Alcala´ BL. Arreaza C. Salcedo MJ. de la Fuente UL, JA. Vazquez. Capsule switching among C:2b:P1.2,5 meningococcal epidemic strains after mass immunization campaign, Spain. Emerg. Infect. Dis, 2002, 8: 1512–1514.
21- Kertesz DA, Coulthart MB, Ryan JA, Johnson WM, Ashton FE. Serogroup B, electrophoretic type 15 Neisseria meningitidis in Canada. J. Infect. Dis. 1998, 177: 1754–1757.
22- Perez-Trallero ED, Montes VM, Cisterna R. Positive effect of meningococcal C vaccination on serogroup replacement in Neisseria meningitidis. Lancet. 2002, 360: 953.
23- Kriz P, Giorgini D, Musilek M, Larribe M, Taha MK. Microevolution through DNA exchange among strains of Neisseria meningitidis during an outbreak in the Czech Republic. Res. Microbiol. 1999, 150: 273–280.
24- Frosch M, Meyer TE. Transformation-mediated exchange of virulence determinants by co-cultivation of pathogenic Neisseriae. FEMS Microbiol. Lett. 1992, 79: 345–349.
25- Swartley JS, Marfin AA, Edupuganti S, Liu LJ, Cieslak P, Perkins B, Wenger JD, Stephens DS. Capsule switching of Neisseria meningitidis. Proc. Natl. Acad. Sci. USA, 1997, 94: 271–276.
26- Kelly T, Dillard JP, Yother J. Effect of genetic switching of capsular type on virulence of Streptococcus pneumoniae. Infect. Immun. 1994, 62: 1813–1819.
27- Mastrantonio P, Stefanelli P, Fazio C, Sofia T, Neri A, La Rosa G, Marianelli C, Muscillo M, Caporali MG, Salmaso S. Serotype distribution, antibiotic susceptibility, and genetic relatedness of Neisseria meningitidis strains recently isolated in Italy. Clin. Infect. Dis. 2003, 36: 422–428.
28- Collard JM, Maman Z, Yacouba H. Increase in Neisseria meningitidis serogroup W135, Niger. Emerg. Infect. Dis. 2010, 16 (9): 1496–1498.
29-
https://www.gov.uk/government/uploads/system/uploads/attachment_data/file/563949/hpr3716_imd-ann.pdf

Capitolo 11

PROVE TECNICHE DI PERSISTENZA E RIMPIAZZAMENTO

In aggiunta a quanto detto negli altri capitoli, in questa sede vi riporto altre notizie sulla persistenza dei ceppi nel tempo e sulla loro possibilità di ampliare il raggio d'azione geografico. È indubbio che la persistenza dei ceppi è collegata alla capacità di trasmissione da persona a persona, e che la malattia invasiva è solo la punta dell'iceberg di una massa che noi non conosciamo e che dovremmo conoscere a fondo. Se la persistenza dei ceppi data decenni, ed i casi di IMD si verificano ovunque si stanno portando avanti campagne vaccinali, è segno che qualcosa non funziona. Inoltre, parallelamente, deve essere analizzata la questione dell'emergenza di nuovi ceppi e la diffusione di ceppi di altri sierogruppi nella popolazione oggetto di campagna vaccinale, che ormai è segnalata ovunque. Quando si deve dibattere di situazioni italiane è preferibile partire da lontano per non irritare gli animi che altrimenti (a causa di un'irascibilità congenita) produrrebbero reazioni scomposte ed irrazionali.

Nel 2010 in *Burkina Faso* è partita la vaccinazione di massa contro la meningite da sierogruppo A con il vaccino *MenAfriVac* e tra ottobre e novembre 2012 è stato condotto uno studio multicentrico per identificare i portatori sani (1). Con 4964 tamponi orofaringei hanno scoperto che la prevalenza dei portatori sani era del 7.86%. La prevalenza dei carrier per il sierogruppo A nel periodo pre-vaccinazione era dello 0,39% ed ora era dello 0,02%. Quindi, la campagna vaccinale, contro il sierogruppo A, ha drasticamente ridotto la percentuale dei portatori che anche in epoca pre-vaccinale non era tanto elevata (0,39% vis 0,02%). Praticamente siamo nel periodo immediatamente successivo all'inizio di una campagna vaccinale di massa. Parallelamente, la prevalenza dei carrier che trasportano il sierogruppo W è del 6.85%, sierogruppo W che rappresenta l'87.2% degli isolati. Su 161 isolati W, il 94% apparteneva al complesso clonale ST-11. Quindi, se la campagna vaccinale ha ridotto la prevalenza dei carrier della *N. meningitidis* A, ha parallelamente facilitato l'ascesa agli onori della cronaca della prevalenza dei carrier del sierogruppo W, che ha anche il complesso ST-11. L'epidemia stagionale di IMD del 2012 era caratterizzata dalla presenza in tanti isolati dei ceppi appartenenti al sierogruppo W con complesso clonale ST-11. Quindi, **emergenza di ceppi ipervirulenti di sierogruppo diverso ed epidemia da tali ceppi**.

Nel 2010 c'era grande euforia e plausi per la filantropica opera della *Bill & Melissa Gates Foundation* nella *African meningitis belt*. Così si parte con il vaccino coniugato elaborato per l'Africa a prezzi sostenibili ed inizia la campagna vaccinale con *MenAfriVac* contro il meningococco A. Nel Burkina Faso si raggiunge una copertura stimata superiore al 90% e non si registrano casi di IMD da MenA negli anni successivi (2-5).

Tutta la storia del ceppo W *Hajj* è riportata in un altro capitolo assieme alla storia dei ceppi *non-Hajj*. Vi ricordo che nel nordovest della Nigeria nel 2013 e 2014 ci sono state due localizzate e sequenziali epidemie di meningiti causati da ceppi del sierogruppo C. Inoltre, nel 2015 si è verifica la terza e sequenziale epidemia con oltre 8.000 casi di IMD da sierogruppo C con più di 500 morti (6). Tutto ciò si è verificato in Africa, laddove negli ultimi 40 anni si sono registrati solo casi sporadici di IMD da sierogruppo C (11). Nelle 14 culture positive è stato isolato il medesimo genotipo (ST-10217 PorA type P1.21-15,16 and FetA type F1-7).

Ricapitolando, sotto campagna vaccinale di massa contro il sierogruppo A è emerso il clone W ST-11 nel Burkina Faso e tre epidemie sequenziali di IMD si sono verificate in Nigeria, provocate dal sierogruppo C. Quindi, ora il clone *Hajj* in Burkina Faso è un serio problema dell'*African meningitis belt*, come lo è l'epidemia di IMD da sierogruppo C in Nigeria. Se non sono segni di **rimpiazzamento del sierogruppo** questi, allora la campagna vaccinale è stato un grande successo nell'*African meningitis belt*, pur aprendo lo spazio all'emergenza ed alla diffusione di due ceppi molto aggressivi, appartenenti al sierogruppo W e C, in una fascia sotto campagna vaccinale con vaccino anti-meningococco A.

Adesso rientriamo in Europa dall'Africa sbarcando nel Regno Unito che è anche alle prese con un ceppo W *non-Hajj* del quale vi ho parlato altrove. In UK si vaccina contro il MenC da tanto tempo. Comunque gli inglesi non stanno a dormire e riflettono sulle cose che succedono nel loro territorio. Infatti, hanno eseguito il sequenziamento dell'intero genoma su 99 isolati dai portatori sani di MenY nel periodo 1997-2010 e tali sequenze sono state paragonate con 73 sequenze di isolati invasivi recuperati nel periodo 2010-2011 (7). C'era una stabilità nel tempo ed una sovrapposizione nel tempo tra gli isolati dei portatori e delle IMD nell'ambito dei MenY, assieme all'evidenza di cloni associati alla malattia.

Che significa?

Significa che in 20 anni gli isolati dai portatori sani dei ceppi del sierogruppo Y non sono diversi dai ceppi che hanno provocato IMD 20 anni dopo. Quindi, **il ceppo è stabile nel tempo**, ma ora è capace di provocare IMD.

Prima di passare alle faccende italiane, una precisazione è doverosa. *Rizek et al.* (8), hanno condotto uno studio su 190 volontari dai quali hanno ottenuti due tamponi: uno dei quali messo in coltura e l'altro utilizzato per estrarre direttamente il DNA dal campione. Hanno utilizzato la tecnica PCR. In questo studio, la PCR sul DNA estratto direttamente dal tampone identifica più carrier asintomatici di *N. meningitidis*, rispetto alla tecnica colturale (69.5% vis 12.1%, $p < 0.001$). Inoltre, autori italiani (9) hanno ottenuto contemporaneamente, da 564 adolescenti sani (15-19 anni), un tampone del faringe posteriore ed un tampone nasofaringeo. Solo 37 erano carrier (6.6%) di N. *meningitidis*. Lo stato di carrier si scopre con più frequenza se si usa fare il tampone sulla parete posteriore del faringe, rispetto al tampone nasofaringeo (5.3 % vs. 2.1 %; $p = 0.004$). Tutto ciò per dire che le tecniche e la sede utilizzata per il prelievo incidono sulle percentuali rilevate dei portatori sani o carrier della N. *meningitidis*.

Dal Regno Unito alla Puglia prima di approdare al centro-nord. La sorveglianza di 20 anni (dal 1994 al 2014) in Puglia ha consentito di identificare 174 casi di IMD. L'incidenza di IMD era di circa 0,2 casi/100.000 abitanti e nel 2013 passa a 0.46 casi/100.000, superando la media nazionale che era di 0.27 per 100.000 abitanti (10). A partire dal 2013, il 52% dei casi di IMD si è verificato nei soggetti di età ≥ 45 anni. Nello stesso periodo, l'incidenza di IMD sotto l'anno di vita è di 1.95 per 100.000 abitanti. Il sierogruppo è stato identificato in 40 casi su 174 (22 B, 13 C, 4 Y ed 1 W). L'analisi molecolare parte nel 2010 e su 16 dei 19 isolati emergono questi dati: il complesso clonale ST-41/44 era presente nel 71.4% dei ceppi del sierogruppo B. Nel gennaio 2014 vengono rilevati 4 isolati del sierogruppo C con il complesso clonale ST-11, due dei quali a S. Giovanni Rotondo. Il *finetype* era C: P1.5-1,10-8: F3-6: ST-11 (cc11). I tre sierogruppi Y isolati nel 2013 appartenevano al complesso clonale ST-23 (cc23).

Dalla **Puglia**, partiamo dal 2014 con 4 isolati di meningococco C con complesso clonale ST-11 il cui *finetype* è C: P1.5-1,10-8: F3-6: ST-11 (cc11). Da gennaio 2005 a luglio 2008 i casi di IMD verificatesi in Italia sono stati studiati dal sistema di sorveglianza. L'indagine è stata condotta su 179 ceppi del sierogruppo C (campioni pervenuti all'Istituto Superiore di Sanità). Tra il 2007 ed il 2008 sono stati identificati due clusters di meningococchi C ST-11 nel Nord Italia con un'alta frequenza di setticemie e decorso fatale (12). La **linea iperinvasiva ST-11** essenzialmente colpiva gli adolescenti ed i giovani adulti per i quali la vaccinazione non era raccomandata nel piano vaccinale nazionale del periodo 2005-2007 (12).

Da questi dati si evince che c'erano già 49 isolati con il complesso clonale ST-11/ET-37 con diverse varianti della PorA che includeva anche **l'attuale 5-1** del ceppo ipervirulento toscano. Quindi, dal sud al nord Italia si rintracciano ceppi del sierogruppo C appartenenti alla linea ipervirulenta ST-11, con una presenza nel nord che data nel tempo. Come comunicato dagli italiani al sistema di **Eurosorveglianza** nel 2009 (13), nel nord Italia si sono realizzati due clusters di IMD dovuti al sierogruppo C con il complesso clonale ST-11. Tra gli affetti da IMD, 6 casi su 10 sono morti. Tutti i ceppi erano C:2a:P1.5 con il complesso clonale ST-11/ET-37.

Secondo **Stefanelli** e **Rezza** (11), la vaccinazione contro il meningococco C è un esempio positivo dell'impatto della vaccinazione sull'epidemiologia dei meningococchi. Inoltre, i risultati ottenuti nella campagna vaccinale condotta su vasta scala nella fascia della meningite africana (*African meningitis belt*), con l'uso del vaccino *MenAfriVac*, sono incoraggianti ed incoraggiano piani di vaccinazione contro altri meningococchi quali C e W (11). Per altri autori, questo successo promuove l'introduzione di nuovi vaccini contro altri sierogruppi (15). Secondo questi autori (11), i ceppi C ipervirulenti ST-11 veicolano un alto rischio di IMD ed hanno una bassa prevalenza di portatori sani. Infine, per questi autori il trend dei casi di IMD si è modificato dopo l'introduzione dei vaccini contro la N. *meningitidis* di sierogruppo C ed A, e si aspettano anche grandi risultati dai nuovi vaccini contro il meningococco B (11). Comunque, da buoni politici i nostri autori concludono affermando che: *"qualunque politica vaccinale deve essere attentamente vagliata e va monitorato l'impatto di IMD, l'impatto sui carrier e la possibilità del rimpiazzamento della capsula"*.

Ora, per me che conservo una certa lucidità, il rimpiazzamento della capsula è da tempo avvenuto in Africa dove con due eventi **si è passati dal sierogruppo C a quello W** che ha prodotto il ceppo *Hajj* ed i ceppi *non-Hajj*, ma di questo vi informerò in altro capitolo. Inoltre, la **Nigeria** ha sperimentato tre epidemie sequenziali di IMD da sierogruppo C. Ai miei occhi, questi sono esempi lapalissiani di **commutazione della capsula** (da C a W) ed esempi di **rimpiazzamento del sierogruppo** (Nigeria) in un'area sotto campagna vaccinale contro il sierogruppo A. In altre parole, la pressione della campagna vaccinale e le caratteristiche plastiche del genoma dei meningococchi hanno consentito di commutare la capsula e di sostituirsi ai sierogruppi precedenti per produrre casi di IMD con alta mortalità, a causa della sempre più ampia diffusione delle linee ipervirulente essenzialmente di tipo ST-11 (meningococchi C e W).

Siccome in molti si chiedono da dove sono arrivati gli attuali ceppi iperinvasivi di sierogruppo C che circolano in Italia, vi ho preparato la tabella 1 per erudirvi in merito.

Tabella 1: luoghi di isolamento del *finetype* C:P1.5-1,10-8:F3-6:ST-11 (cc11).

Anno	Luogo	Finetype	Situazione	Biblio
2007-2008	Veneto e Lombardia	C:P1.5-1,10-8:F3-6:ST-11 (cc11)	Clusters	13
2012	Livorno	C:P1.5-1,10-8:F3-6:ST-11 (cc11)	Nave	17
2012-2013	Berlino*	C:P1.5-1,10-8:F3-6:ST-11 (cc11)	MSM	40
2014	Puglia	C:P1.5-1,10-8:F3-6:ST-11 (cc11)	Sorveglianza	10
2015	Sardegna	C:P1.5-1,10-8:F3-6:ST-11 (cc11)	Pericardite	16
2015-2016	Toscana	C:P1.5-1,10-8:F3-6:ST-11 (cc11)	Clusters	41

* Genotipo C:P1.5–1,10–8:F3-6:cc11:ET-37/15.

Da questa tabella si evince che li abbiamo con noi da almeno un decennio. Inoltre, fatta salva **la possibile trasmissione per via sessuale del meningococco**, bisogna anche ricordarsi che questi meningococchi provocano altri quadri clinici diversi da sepsi e meningiti. Infatti, è stato recentemente descritto un caso di pericardite da meningococco in un uomo sardo di 32 anni, senza alcuna patologia predisponente le infezioni, causata dal ceppo iperinvasivo appartenente al complesso clonale ST-11, e precisamente è il *finetype* C:P1.5–1,10–8:F3–6:ST-11(cc11), che è un ceppo emergente in Italia e nel mondo (16). Infatti, questo *finetype* rappresenta il 61% di tutti i ceppi di sierogruppo C isolati nel periodo 2012-2015 (16). Comunque, i nostri studiosi sanno bene che due clusters provocati da questo ceppo si erano già verificati in Italia nel 2007 (13) e nel 2012 (17), come ben sanno che lo stesso *finetype* C:P1.5–1,10–8:F3–6:ST-11(cc11) domina la scena in Toscana. Nella stessa tabella vi ho riassunto i luoghi di isolamento del *finetype* C:P1.5-1,10-8:F3-6:ST-11 (cc11). Si tratta della linea ipervirulenta C ST-11/ET-37 isolata in nasofaringe, dai casi di IMD nel liquor (**meningiti**) e nel sangue (**sepsi**), dai casi di **IMD** nella comunità MSM e da un caso di **pericardite purulenta**.

Gli effetti collaterali delle campagne vaccinali

Il primo grave effetto che si produce riguarda i portatori, ove mai il vaccino fosse in grado di modificare l'entità e l'universo dei carrier. Infatti, le infezioni asintomatiche con le N. *meningitidis* patogene e non patogene, inclusa la N. *lactamica*, possono contribuire allo sviluppo della protezione poiché si produce un'immunità naturale contro i meningococchi. Può darsi che ripetuti episodi di carrier di meningococchi e di N. *lactamica* si possano realizzare nel corso della vita (18-20), e se la campagna vaccinale le impedisce non si potrà più contare sull'**immunità naturale**. Ne deriva che, se una campagna vaccinale è potenzialmente in grado d'impedire il realizzarsi della preziosa immunità naturale, la produzione artificiale di un'immunità umorale **aggiungerà la beffa al danno**. Per cui, queste campagne vaccinale producono due effetti deleteri:

1- **Ostacolano la preziosa immunità naturale.**

2- **Potrebbero produrre un'immunità non protettiva**.

Naturalmente affermazioni così categoriche meritano ulteriori spiegazioni scientifiche. Il compianto prof. **Giorgio Bartolozzi** (21), nel suo ottimo libro *"Vaccini e vaccinazioni"*, nel capitolo dedicato ai meningococchi (alle pagine 718 e 719) scriveva testualmente: "Dai dati epidemiologici risulta evidente che **la malattia invasiva da meningococco C può avvenire anche quando è presente la memoria immunologica**". Poi ulteriormente specifica: "Poiché si sa che la malattia meningococcica insorge precocemente dopo che il batterio è stato acquisito dal nasofaringe ed ha invaso il torrente circolatorio, **il ritardo di 4-6 giorni per l'aumento dei livelli degli anticorpi, per l'attivazione della memoria immunologica, può non essere abbastanza veloce per prevenire una malattia invasiva**. Possiamo sintetizzare il concetto affermando che **la memoria è troppo lenta**". Inoltre, *Zhang et al*. (24), hanno valutato la risposta anticorpale nei confronti di due vaccini coniugati contro il meningococco C (*Menjugate* e *Meningitec*) dosando il livello degli anticorpi mucosali IgA ed IgG nella saliva. I lattanti sono stati vaccinati a 2, 3 e 4 mesi di vita. I campioni di saliva erano analizzati prima e dopo un mese dalla vaccinazione. Si è visto che il livello delle IgG salivari si incrementava in maniera significativa rispetto al livello pre-vaccinale, mentre il livello delle IgA specifiche non s'incrementava in modo significativo. Quindi, la vaccinazione contro il meningococco C nei lattanti non lo induce a produrre IgA contro il meningococco C.

Se la vaccinazione ostacola i carrier compromette l'immunità naturale.

La prevalenza dei carrier nel nasofaringe della N. *meningitidis* arriva almeno al 10% nella popolazione ed è più alta nei *teenagers*, rispetto all'età precedente. La IMD è solo la punta di un iceberg in termini di trasmissione, la quale si svolge in modo silente attraverso i portatori sani o carrier (19). Le infezioni asintomatiche con ceppi patogeni e non patogeni, inclusa la N. *lactamica*, che è trasportata frequentemente nei bambini, possono contribuire allo sviluppo della protezione contro la malattia meningococcica invasiva (IMD). Il controllo della malattia non si può ottenere senza conoscere l'epidemiologia dei carrier e della malattia, ma soprattutto sono fondamentali i rapporti che intercorrono tra le due condizioni: **portatore sano e malato**.

Trotter et al. (19), hanno stimato che un individuo tipo può andare incontro nel corso della sua vita a 4 episodi di carrier per il sierogruppo B, a 7 episodi per altri meningococchi, a 0,5 episodi per il sierogruppo C ed a 6 episodi di carrier di N. *lactamica.* Nei primi 30 anni di vita si possono portare a termine 10 episodi di carrier, e per tale motivo se si realizza un'immunità contro la condizione di carrier, sarebbe lecito pensare che sia di breve durata (19). Forse gli individui che sono stati carrier in passato possono essere ancora suscettibili di diventare portatori, ma possono aver sviluppato un certo grado di protezione dalla IMD. Nei bambini l'infezione con N. *lactamica* è molto comune ed il 90% dei bambini è stato infettato nei primi 6 anni di vita. Se si assume che l'immunità generata attraverso i precedenti episodi di carrier è il principale fattore che riduce il rischio di malattia, gli episodi di carrier di altri meningococchi e della N. *lactamica* devono essere importanti poiché ci sarebbe un certo grado di protezione crociata contro altri sierogruppi (19). Il *carriage* dei meningococchi è più comune nei *teenagers*, mentre il *carriage* della N. *lactamica* è molto più comune nei piccoli bambini (19).

Alla fine, il fatto fondamentale legato alla condizione di **portatore** è che **questa condizione è un evento immunizzante**, poiché trasportare la N. *lactamica* ed altri sierogruppi consente all'ospite di produrre una risposta protettiva crociata (*cross-protection*) contro diversi sierogruppi di meningococchi (22, 23).

Il ritorno in Africa

Stefanelli e Rezza (25), sostengono che la campagna vaccinale condotta nell'*African meningitis belt* ha avuto successo. Inoltre, per confermare questo successo riportano i dati sul declino dei casi di IMD da Meningococco A (MenA) e sul declino del numero dei portatori di MenA, dopo la campagna vaccinale con il vaccino *MenAfriVac*. Poi, sfortunatamente altri sierogruppi di *N. meningitidis* stanno devastando l'area della *African meningitis belt.* Citano l'epidemia della Nigeria che ora approfondiremo a parte, e sanno che esisteva questo sierogruppo C in Africa sub-Sahariana, da circa 40 anni, che aveva provocato in precedenza solo casi sporadici.

Se le cose le affrontiamo con questa **metodologia settoriale**, siamo portati a pensare che la prima campagna vaccinale è stata solo un successo e gli eventi della Nigeria sono un fulmine a ciel sereno. Viceversa, se si guarda alla questione con occhio vigile ed attento, come cerco di fare io, non appare irreale pensare che **il prodotto della campagna vaccinale dei filantropici coniugi Gates, è il rimpiazzamento del sierogruppo**.

La Nigeria

Nel 2015, si realizza in Nigeria la più grande epidemia di IMD da *N. meningitidis* di sierogruppo C nell'Africa sub-Sahariana (26). Questa epidemia coincide con i casi di IMD verificatesi nella stagione epidemica e provocati dal sierogruppo W. Assieme, hanno prodotto 9367 casi. È stato sequenziato l'intero genoma di 102 isolati (81 C e 21 W). Tutti gli isolati del sierogruppo C hanno la sequenza tipo 10217 (**di nuova emergenza**), che ha precedentemente provocato le altre due epidemie sequenziali del 2013-2014, ma il complesso clonale non è stato definito. Il ceppo non è mai stato isolato in nessuna parte del mondo. La sequenza è ST-10217 PorA type P1.21-15,16 FetA type F1-7. Questi isolati dalla Nigeria sono sostanzialmente differenti da altri isolati di meningococco C presenti globalmente. Viceversa, tutti gli isolati del sierogruppo W hanno il complesso clonale ST-11 e sono correlati agli isolati che hanno determinato le recenti epidemie in Africa. Come leggerete altrove, circolano due ceppi *Hajj* e *non-Hajj*, frutto di due eventi che hanno consentito ad **un sierogruppo C di commutare la capsula per diventare sierogruppo W**.

Partiamo dalla constatazione che nella *African meningitis belt*, i casi di IMD da sierogruppo A si sono ridotti drasticamente dopo la campagna vaccinale iniziata nel 2010 con il vaccino anti-MenA (*MenAfriVac)*. Dopo di allora, i casi di IMD sono stati prodotti dal sierogruppo W. Inoltre, i casi di IMD da sierogruppo C erano rari nella stessa area geografica (26). Durante il 2013-2014 si sono verificate le due epidemie sequenziali provocate dal sierogruppo C nella Nigeria (27). Gli isolati appartenenti a ciascun sierogruppo C e W erano strettamente imparentati e formavano un cluster filogenetico distinto, con un identico complesso clonale ST e con poca variabilità nel resto del genoma. Questo suggerisce che sono di recente emergenza, che si è verificata una nuova emergenza dei cloni, od entrambe le condizioni. Gli isolati C non erano strettamente imparentati con i ceppi circolanti altrove, ma hanno lo stesso complesso clonale ST dei ceppi che hanno provocato l'epidemia del 2013-2014 (27). Gli isolati W erano strettamente imparentati agli isolati del Burkina Faso (2011 e 2012) e del Mali (2012). Ma il ceppo W nigeriano forse si è staccato dalla linea originale che circola in quell'area (26).

È probabile che ci sia **un'emergenza multifocale di ceppi** che divergono leggermente dalla linea W ST-11 che include ceppi *Hajj* e *non-Hajj*. L'ampiezza dell'epidemia di IMD della Nigeria del 2015 (più di 8500 casi), assieme alla recente epidemia ed ai casi sporadici da sierogruppo C nelle aree vicine, fa supporre che siamo in presenza di **una nuova linea emergente** (28).

Nella *African meningitis belt*, il sierogruppo W ha provocato IMD già nel 1980 (29, 30) ed il ceppo W ST-11 desta preoccupazione fin dal 2001 (31). Nel 2002 la prima grossa epidemia da W ST-11 si realizza in Burkina Faso (32). Altre epidemie successive da W ST-11 si sono verificate in Nigeria nel 2010 e 2011 (33). Una grossa epidemia da W ST-11 si è verificata in Burkina Faso durante il 2012 (34).

Le indagini di sequenziamento dell'intero genoma (WGS) degli isolati W presenti nel mondo, dimostrano che **il complesso clonale ST-11**, comunemente associato al sierogruppo C, **si è disperso nel mondo dopo la commutazione della capsula da C a W** (35, 36). Dall'analisi del database della PubMLST risulta che ci sono solo 2 casi registrati di un simile profilo C ST-10127, ma un simile ST (ST-9367) era stato catalogato come non classificabile in uno studio sui carrier condotto il Burkina Faso nel 2011.

L'origine della linea C ST-10127 è incerta ma adesso è emergente. In Nigeria, oltre la linea nuova di MenC, ci sono casi di IMD da MenW che sono passati da 10 nel 2013, a 206 nel 2015, solo facendo riferimento ai casi confermati in laboratorio (37, 38).

È sempre possibile che la natura abbia provveduto a rimpiazzare il sierotipo come è avvenuto per il vaccino anti-pneumococco (39). Secondo *Kretz et coll.* (26), quello che sta succedendo in Nigeria non è un effetto collaterale della campagna vaccinale contro il meningococco A iniziata nella *meningitis belt* nel 2010. Questo perché l'epidemia di casi di IMD da MenW si era anche verificata prima dell'inizio della campagna vaccinale con *MenAfriVac* e l'epidemia da MenC si è verificata in distretti che non hanno vaccinato. La realtà dice però che la IMD da MenW continua a ricomparire dopo la campagna vaccinale con *MenAfriVac* e che la Nigeria ha sperimentato tre epidemie consequenziali di IMD da MenC a partire dal 2013. Sempre secondo questi autori (26), l'epidemia di IMD da MenC può essere stata alimentata dall'inesperienza immunologica della popolazione nei confronti di questo sierogruppo. Insomma, rifiutano l'ipotesi del rimpiazzamento del sierogruppo come effetto collaterale della campagna vaccinale anti-meningococco A. Poi pensano che sia improbabile l'esistenza di un'immunità naturale in Africa contro il MenC. Ma la realtà dice che l'immunità naturale contro un sierogruppo spesso produce una risposta crociata contro altri sierogruppi e questa tesi potrebbe non essere sostenibile.

Nel 2013, *Pollard e coll.* (42), affermano che nell'area sub-Sahariana le epidemie stagionali di meningite sono storicamente, ed essenzialmente, provocate dal sierogruppo A. Il sierogruppo C ha provocato epidemie nel 1980, mentre il sierogruppo W (sostanzialmente il W-135) è emerso quale causa di epidemie solo a partire dal 2000. Il sierogruppo X era considerato come una rara causa di meningite, ma nel periodo 2006-2010 epidemie si sono verificate in Nigeria, Uganda, Kenya, Togo e Burkina Faso (qui 1300 casi X su 6732 totali pari al 19%). Pare che il sierogruppo X proceda ad ondate nei distretti interessati, laddove altri sierogruppi non provocano casi di IMD.

Una panoramica globale

La prima epidemia di malattia invasiva (IMD) da *N. meningitidis* W si è verificata tra i pellegrini che erano stati a La Mecca nel 2000. Dopo di allora, i ceppi W ST-11 sono diventati una delle principali cause dell'epidemia di meningite in Africa sub-Sahariana e casi endemici sono stati rilevati in America del Sud, Europa, Medio Oriente e Cina (36). La linea W ST-11 probabilmente ha preso origine da un sierogruppo ancestrale C ST-11 per un evento di commutazione della capsula determinato da una ricombinazione all'interno del gruppo dei geni della capsula (*cps*). La successiva diversificazione antigenica ha prodotto i ceppi sporadici W ST-11, mentre il clone *Hajj* è emerso per la ricombinazione nei geni che codificano gli antigeni e nei geni della virulenza *fHbp*, *Nor* ed *aniA* (36).

L'intera sequenza genomica di 270 ceppi di meningococchi provenienti da soggetti con IMD a livello globale (dal 1970 al 2013) è stata ottenuta ed analizzata. Tutti i ceppi W ST-11 discendono da un ceppo ancestrale che è andato incontro ad un'unica commutazione della capsula. Il clone di La Mecca (*Hajj clone*) ed i suoi discendenti sono diversi rispetto ad altri ceppi W ST-11, in quanto dimostrano un comune profilo genico/antigenico e sono andati incontro a ricombinazioni che hanno coinvolto i geni della virulenza che codificano la *fHbp* (*factor H binding protein*) e gli enzimi *nitric-oxide-reductase* e *nitrite-reductase* (36). Da ciò si deduce che la recente acquisizione di un distinto profilo di geni codificanti gli antigeni, e le variazioni nei geni della virulenza del meningococco, sono la causa della nascita del *clone Hajj*. È importante sottolineare che, i ceppi W ST-11, non correlati all'epidemia di La Mecca (ceppi *non-Hajj*), contribuiscono con una percentuale significativa dei casi a livello globale.

Comunque, l'incidenza globale delle meningiti e sepsi da *N. meningitidis* varia da 0,5 a 15 casi/100.000 abitanti. L'incidenza più alta si ha nell'Africa Sub-Sahariana con 100–1000 casi/100.000 (*meningitis bel*).

Nel periodo 1970-1990, il sierogruppo W era una rara causa di IMD, ma poi arriva l'epidemia di IMD dei pellegrini con il ceppo *Hajj* nel 2000 (43, 44). Il clone *Hajj* appartiene alla linea genetica ipervirulenta ST-11 con il gene per la PorA di tipo P1.5,2 (45). Dopo il 2000, i ceppi W ST-11 (che sono geneticamente simili al clone *Hajj*) hanno provocato grosse epidemie nella *African meningitis belt* (46-48) ed hanno provocato piccole epidemie in Sudafrica, e Cina (49, 50), a Taiwan (51), in Brasile (52), Argentina (53), Cile (54) e Regno Unito (55).

La maggioranza dei ceppi ST-11 isolati nel periodo 1960-1999 esprimevano la capsula del sierogruppo C (56). Come più volte detto, si considera che il ceppo W ST-11 sia emerso dalla linea del sierogruppo C ST-11 attraverso la commutazione della capsula, anche se rimane qualche incertezza per i dettagli (57). Questa insistenza sulla possibilità di cambiare spontaneamente la capsula, per passare da un sierogruppo all'altro, è dovuta al fatto che **un normale, ed a volte spontaneo, evento di commutazione della capsula distrugge un'intera campagna vaccinale**, che come è noto si basa su vaccini che hanno come bersaglio la capsula (escluso il vaccino anti-MenB).

Oltre agli eventi di commutazione della capsula, altri piccoli mutamenti genetici (resi possibili dalla ricombinazione e/o dalla mutazione fuori dal gruppo dei geni per la capsula) possono spiegare la drammatica emergenza e l'incremento della virulenza del clone *Hajj*. Inoltre, alcuni casi raggruppati di IMD sono provocati da ceppi W ST-11 che non sono discendenti diretti del clone *Hajj* (36). Comunque è dimostrato che i ceppi W ST-11 sono strettamente correlati al sierogruppo C ST-11 ed il clone *Hajj* emerso nel 2000 è diverso dagli altri sierogruppi circolanti di W ST-11.

A partire dal 2001, nella *meningitis belt* si è verificata una co-circolazione di ceppi W ST-11 *Hajj* e *non-Hajj*. Nel 2002 parte l'epidemia dovuta ai ceppi W ST-11 nel Burkina Faso che provoca oltre 12.000 casi con 1400 morti (58). I ceppi del 2001-2002, provenienti dal Burkina Faso, ed analizzati in questo studio, hanno i markers genetici che dicono che sono ceppi W ST-11 *non-Hajj* (36). Il 76,5% dei ceppi W ST-11 del Burkina Faso (2001–2003) hanno un genotipo della *fHbp* associata con i ceppi epidemici *non-Hajj* (59).

L'epidemia da ceppi W ST-11 regredisce nella *meningitis belt* nel periodo 2003-2009, mantiene solo piccoli clusters di IMD, ma risorge nel periodo 2010–2013 (60, 61). Da tutto ciò si evince che in quell'area sottoposta a campagna vaccinale di massa contro il sierogruppo A (a partire dal 2010) esiste una continua evoluzione dei cloni *Hajj* e *non-Hajj* (36).

Fuori dalla *meningitis belt*, i ceppi del sierogruppo W si trovano nel 62% di tutte le IMD del Sudafrica nel 2005, mentre rappresentavano solo il 5% delle IMD nel 2000. Inoltre, il 93% dei ceppi W appartengono alla linea ST-11 (62). Quasi il 72% dei ceppi W ST-11 provenienti dal Sudafrica nel periodo 2003-2013 appartengono al cluster *Hajj*. Il dato è supportato dal fatto che l'85% dei ceppi invasivi W ST-11 isolati in Sudafrica nel 2005 hanno l'allele 9 di *fHbp* che è correlato al ceppo *Hajj* (62). Si deduce da questi dati che il ceppo *Hajj* era predominante in Sudafrica, mentre in UK i ceppi W ST-11 correlati al clone *Hajj* predominavano nel periodo

2000–2004, ma erano rimpiazzati dal ceppo endemico *non-Hajj* (63). Nel 2016, in Inghilterra e Galles è salita la preoccupazione per un ceppo W particolarmente aggressivo (*South American/UK strain*), come specifico altrove.

La diffusione locale di ceppi endemici W ST-11 ha provocato piccoli clusters di casi di IMD negli USA nel periodo 2008–2009 (64), clusters più cospicui nel sud del Brasile nel periodo 2003–2005 (52) e nel Cile nel periodo 2010–2012 (54), ma non ci sono evidenze che si tratti di una diffusione diretta del clone *Hajj* (36).

Nord America ed Europa devono affrontare attualmente problematiche supplementari per la possibilità di trasmissione sessuale del meningococco. Ora si trovano a combattere epidemie abbastanza diffuse di IMD da MenC:cc11 negli omosessuali maschi (MSM), la cui prima identificazione risale al 2001 a Toronto (65). Quindi, **doppia problematica legata alla diffusione delle linee ipervirulente** C ST-11/ET-37 e W ST-11/ET-37, con l'aggravante che la linea legata al meningococco C può usufruire di **una via supplementare di trasmissione che è la via sessuale**.

Dopo la panoramica un altro perché?

A sentire tanti autorevoli *opinion leaders* le vaccinazioni risolvono il problema, ma accanto alla presunta risoluzione emergono problematiche rilevanti sempre intimamente connesse, a mio modesto avviso, alle campagne vaccinali. Però **è bello affrontare il tema in modo settoriale che è una brillante forma scientifica per non affrontarlo**.

Partendo dalla constatazione che **esiste una popolazione globale di meningococchi cc11 che è geneticamente diversa**, approdiamo alla certezza che correntemente circolano numerosi ceppi in differenti Nazioni con differenti caratteristiche epidemiologiche. Inoltre, fatto rilevante, episodi multipli di commutazione della capsula riguardanti i sierogruppi B e C hanno dato origine a diversi ceppi del sierogruppo B che sono persistenti (66). Vi ricordo, che la commutazione della capsula può essere spontanea e **potrebbe essere anche il frutto della pressione selettiva esercitata dalle campagne vaccinali contro i sierogruppi presi di mira**. Se la commutazione trasforma i sierogruppi C in B, la campagna contro il meningococco C fallisce e quel sierogruppo non sparisce perché commutando la capsula **si trasforma in altro sierogruppo** contro il quale la precedente campagna vaccinale nulla può fare. Questi fatti non sono frutto di avversità meteorologiche od amenità che il meningococco capricciosamente tira fuori, qui si tratta di fatti noti da tempo. Infatti, i meningococchi hanno un genoma molto plastico che è il risultato dell'acquisizione di materiale genetico da altre *Neisserie* o da specie batteriche distanti attraverso la ricombinazione. (67, 68).

La ricombinazione coinvolgente gli antigeni della parte esterna della membrana (*antigenic shift*) ed è stata associata all'incremento dell'incidenza di IMD (69). La commutazione della capsula porta ad acquisire geni nuovi e specifici per la capsula attraverso **la ricombinazione che ha anche facilitato l'emergenza e la persistenza delle linee di meningococchi virulenti** (70, 71). La commutazione della capsula è definita come la presenza di differenti fenotipi capsulari all'interno del medesimo complesso clonale e **questa consente ai ceppi di meningococco appartenenti alle linee virulente di sfuggire all'immunità indotta dai vaccini**. L'importanza della capsula è grande poiché si tratta del principale fattore di virulenza dei meningococchi ed essa definisce i sierogruppi. Tra i sierogruppi A, B, C, W, X ed Y, troviamo i principali responsabili di molte epidemie.

Vista la grandissima capacità di cambiare parti del genoma (66), sembra che la tipizzazione del genoma del meningococco, a scopo di sorveglianza, possa essere portata a termine ricorrendo è all'intera sequenza del genoma (WGS). Alternativamente, si ricorre spesso al sistema di tipizzazione MLST (*Multilocus sequence typing*) che si basa sulla sequenza del DNA di 7 geni *housekeeping*, ed è usata per classificare i meningococchi in linee (ST o *sequence types*). Gli ST strettamente correlati sono detti complessi clonali (72). I meningococchi appartenenti al complesso clonale

ST-11 (complesso ET-37 linea 11) sono iperinvasivi e si tratta spesso di sierogruppi C e W (meno spesso B o Y). Si associano ad alta mortalità e possono produrre epidemie (66).

Oltre alle sequenze geniche, si usano per classificare ulteriormente i meningococchi alcune proteine della membrana cellulare esterna la cui composizione è comunque sempre determinata dai rispettivi geni che le codificano. La membrana esterna contiene le proteine porina A e B, dette *PorA* e *PorB* (73, 74), e la proteina *FetA* (*iron-regulated enterobactin*) che sono usate per determinare il *"fine typing"* dei meningococchi isolati (75); mentre la proteina *fHbp* (*factor H binding protein*), la *neisserial adhesion A* (*NadA*) ed il *neisserial heparin binding antigen* (*Nhba*) sono componenti del vaccino 4MenB (76-79).

Comunque, la maggioranza dei cc11 isolati dai malati hanno la sequenza ST-11. Inoltre, quasi tutti i MenW:cc11, ed una grossa fetta di MenC:cc11, esprimono la *PorA* di sottotipo P1.5,2 (36), anche se i sottotipi *PorA* più comuni sono P1.5-1,10-8 e P1.5-1,10-4 (80).

La proteina sottocapsulare *fHbp* aiuta anche a comprendere la possibile origine dei nuovi ceppi emergenti e forse può aver contribuito all'emergenza del clone *Hajj*, dove l'allele *fHbp* è il 9 (36). La proteina *fHbp* è un antigene importante ed è un determinante della virulenza che ora fa parte dei due vaccini 4MenB. Esistono corpose prove che dimostrano l'adeguatezza del sequenziamento del gene *fHbp* ai fini della sorveglianza di routine dei meningococchi (81).

Il gene per l'enzima *nitrite reductase* (*AniA*) codifica una proteina esterna di membrana contenente rame ed assieme al gene della *nitric oxide reductase* (*nor* o *norB*) sono fondamentali per sovrastare lo stress ossidativo e per resistere alla lisi dopo la fagocitosi da parte dei macrofagi (82). Inoltre, le N. *meningitidis* che mancano del gene *nor,* sopravvivono male nel tessuto nasofaringeo (83).

In conclusione, data la mole degli strumenti di cui dispone il meningococco e la sua grande plasticità genetica, tutti gli eventi genomici osservabili, e non osservabili, sono in grado di modificare epidemiologia e comportamento dei ceppi W ST-11 (36). Mentre si possono osservare gli eventi genomici (scambio di alleli all'interno de geni *fHbp*, *Nor* ed *AniA*), nulla esclude che si possano essere determinati altri eventi genomici non identificati al momento, capaci d'incidere pesantemente sul comportamento dei meningococchi. Ne deriva che, le variazioni alleliche nei determinanti chiave della virulenza possono avere il potenziale per contribuire all'emergenza dei nuovi ceppi W ST-11.

Un evidente nesso di causalità lega la ricombinazione genica all'emergenza ed alla persistenza delle linee ipervirulente. In parole anche più semplici, la capacità di cambiare le sue informazioni genetiche consentono al meningococco di far fronte a diverse difficoltà ambientali e lo rendono capace di sopportare nuove pressioni ambientali esercitate sulla sua nicchia vitale, anche dalle campagne vaccinali messe su in varie parti del mondo.

Bibliografia

1- Kristiansen PA, Ba AK, Ouédraogo AS, Sanou I, Ouédraogo R, Sangaré L, Diomandé F, Kandolo D, Saga IM, Misegades L, Clark TA, Préziosi MP, Caugant DA. Persistent low carriage of serogroup A Neisseria meningitidis two years after mass vaccination with the meningococcal conjugate vaccine, MenAfriVac. BMC Infect Dis. 2014 Dec 4; 14: 663.
2- Centers for Disease Control and Prevention. Serogroup A meningococcal conjugate vaccine coverage after the first national mass immunization campaign-Burkina Faso, 2011. MMWR Morb Mortal Wkly Rep 2012; 61:1022-4.
3- Meyer SA, Kambou JL, Cohn A, Goodson JL, Flannery B, Medah I, Messonnier N, Novak R, Diomande F, Djingarey MH, Clark TA, Yameogo I, Fall A, Wannemuehler K. Serogroup A meningococcal conjugate (PsA-TT) vaccine coverage and measles vaccine coverage in Burkina Faso–implications for introduction of PsA-TT into the Expanded Programme on Immunization. Vaccine. 2015; 33: 1492-8.
4- Daugla DM, Gami JP, Gamougam K, Naibei N, Mbainadji L, Narbé M, Toralta J, Kodbesse B, Ngadoua C, Coldiron ME, et al. Effect of a serogroup A meningococcal conjugate vaccine (PsA-TT) on serogroup A meningococcal meningitis and carriage in Chad: a community study. Lancet 2013; 383: 40-7.
5- Gamougam K, Daugla DM, Toralta J, Ngadoua C, Fermon F, Page AL, Djingarey MH, Caugant DA, Manigart O, Trotter CL, et al. Continuing effectiveness of serogroup A meningococcal conjugate vaccine, Chad, 2013. Em Infect Dis 2015; 21: 115-8;
6- Chow J, Uadiale K, Bestman A, Kamau C, Caugant DA, Shehu A, and Greig J. Invasive Meningococcal Meningitis Serogroup C Outbreak in Northwest Nigeria, 2015 - Third Consecutive Outbreak of a New Strain. PLoS Curr. 2016 July 7; 8:
7- Oldfield NJ, Harrison OB, Bayliss CD, Maiden MC, Ala'Aldeen DA, Turner DP. Genomic Analysis of Serogroup Y Neisseria meningitidis Isolates Reveals Extensive Similarities Between Carriage-Associated and Disease-Associated Organisms. Rev Inst Med Trop Sao Paulo. 2016 Sep 22; 58: 60.
8- Rizek CF, Luiz AM, Assis GR, Costa SF, Levin AS, Lopes MH. Comparison of methods to identify carriers. Genomic Analysis of Serogroup Y Neisseria meningitidis Isolates Reveals Extensive Similarities Between Carriage-Associated and Disease-Associated Organisms. Eur J Clin Microbiol Infect Dis. 2013 Sep; 32 (9): 1129-33.
9- Esposito S, Zampiero A, Terranova L, Montinaro V, Peves Rios W, Scala A, Ansuini V, Galeone C, Principi N. Comparison of posterior pharyngeal wall and nasopharyngeal swabbing as a means of detecting the carriage of Neisseria meningitidis in adolescents. Eur J Clin Microbiol Infect Dis. 2013, Sep; 32 (9): 1129-33.
10- Stefanelli P, Fazio C, Neri A, Di Taranto A, Labonia M, De Robertis AL, Loconsole D, Martinelli D, Chironna M. Twenty years of surveillance of Invasive Meningococcal Diseases in Puglia, Italy. Ann Ist Super Sanita. 2015; 51 (4): 366-70.
11- Stefanelli P and Rezza G. Impact of vaccination on meningococcal epidemiology. Hum Vaccin Immunother. 2016 Apr; 12 (4): 1051–1055.
12- Stefanelli P, Fazio C, Sofia T, Neri A, Mastrantonio P. Serogroup C meningococci in Italy in the era of conjugate menC vaccination. BMC Infect Dis. 2009, Aug 22; 9: 135.
13- Fazio C, Neri A, Tonino S, Carannante A, Caporali MG, Salmaso S, et al. Characterization of Neisseria meningitidis C strains causing two clusters in the north of Italy in 2007 and 2008. Euro Surveill. 2009; 14: 19179.
14- Mantovani A. Immunità e vaccini. Mondadori edizioni, 2016.
15- Maiden MCJ, MacLennan JM. Fifteen years of protection by meningococcal C conjugate vaccines: lessons from disease surveillance. Clin Infect Dis 2014; 59: 1222-4.
16- Fazio C, Castiglia P, Piana A, Neri A, Mura MS, Caruana G, Vacca P, Anselmo A, Ciammaruconi A, Fortunato A, Palozzi AM, Fillo S, Lista F, and Stefanelli P. Pericarditis Caused by Hyperinvasive Strain of Neisseria meningitides, Sardinia, Italy, 2015. CDC Letter, Volume 22, Number 6—June 2016.
17- Stefanelli P, Fazio C, Neri A, Isola P, Sani S, Marelli P, et al. Cluster of invasive Neisseria meningitides infections on a cruise ship, Italy, October 2012. Euro Surveill. 2012; 17: 20336.
18- Trotter CL, Gay NJ, Edmunds WJ. Dynamic models of meningococcal carriage, and the impact of serogroup C conjugate vaccination. Am J Epidemiol 2005; 162: 89-100.
19- Trotter CL, Gay NJ, Edmunds WJ. The natural history of meningococcal carriage and

disease. Epidemiol Infect 2006; 134: 556-66.
20- Pollard AJ, Frasch C. Development of natural immunity to Neisseria meningitides Vaccine 2001; 19: 1327-48.
21- Bartolozzi G. Vaccini e vaccinazioni, terza edizione, 2012. Elsevier edizioni.
22- Goldschneider I, Gotschlich EC, Artenstein MS. Human Immunity to the meningococcus: II. Development of natural immunity. J Exp Med. 1969; 129: 1327–1348.
23- Gold R, Goldschneider I, Lepow ML, Draper TF, Randolph M. Carriage of Neisseria meningitides and Neisseria lactamica in infants and children. J Infect Dis. 1978; 137: 112–121.
24- Zhang Q, Pettitt E, Burkinshaw R, Race G, Shaw L, Finn A. Mucosal immune responses to meningococcal conjugate polysaccharide vaccines in infants. Pediatr Infect Dis J. 2002 Mar; 21 (3): 209-13.
25- Stefanelli P & Rezza G. Impact of vaccination on meningococcal epidemiology. Human Vaccines & Immunotherapeutics, 2016, Vol. 12, No 4, 1051–1055.
26- Kretz CB, Retchless AC, Sidikou F, et coll. Niger Response Team. Whole-Genome Characterization of Epidemic Neisseria meningitidis Serogroup C and Resurgence of Serogroup W, Niger, 2015. Emerg Infect Dis. 2016 Oct; 22 (10): 1762-8.
27- Funk A, Uadiale K, Kamau C, Caugant DA, Ango U, Greig J. Sequential outbreaks due to a new strain of Neisseria meningitides serogroup C in northern Nigeria, 2013–14. PLoS Curr. 2014: 6.
28- World Health Organization. Meningococcal disease control in countries of the African meningitis belt, 2014. Wkly Epidemiol Rec. 2015; 90: 123–31.
29- Denis F, Rey JL, Amadou A, Saliou P, Prince-David M, M'Boup S, et al. Emergence of meningococcal meningitis caused by W 135 subgroup in Africa. Lancet. 1982; 2: 1335–6.
30- Kwara A, Adegbola RA, Corrah PT, Weber M, Achtman M, Morelli G, et al. Meningitis caused by a serogroup W135 clone of the ET-37 complex of Neisseria meningitides in West Africa. Trop Med Int Health. 1998; 3: 742–6.
31- Taha MK, Parent Du Chatelet I, Schlumberger M, Sanou I, Djibo S, de Chabalier F, et al. Neisseria meningitides serogroups W135 and A were equally prevalent among meningitis cases occurring at the end of the 2001 epidemics in Burkina Faso and Niger. J Clin Microbiol. 2002; 40: 1083–4.
32- Koumaré B, Ouedraogo-Traoré R, Sanou I, Yada AA, Sow I, Lusamba PS, et al. The first large epidemic of meningococcal disease caused by serogroup W135, Burkina Faso, 2002. Vaccine. 2007; 25 (Suppl 1): A37–41.
33- Collard JM, Issaka B, Zaneidou M, Hugonnet S, Nicolas P, Taha MK, et al. Epidemiological changes in meningococcal meningitis in Niger from 2008 to 2011 and the impact of vaccination. BMC Infect Dis. 2013; 13: 576.
34- MacNeil JR, Medah I, Koussoubé D, Novak RT, Cohn AC, Diomandé FV, et al. Neisseria meningitides serogroup W, Burkina Faso, 2012. Emerg Infect Dis. 2014; 20: 394–9.
35- Lucidarme J, Hill DM, Bratcher HB, Gray SJ, du Plessis M, Tsang RS, et al. Genomic resolution of an aggressive, widespread, diverse and expanding meningococcal serogroup B, C and W lineage. J Infect. 2015; 71:544–52.
36- Mustapha MM, Marsh JW, Krauland MG, Fernandez JO, de Lemos APS, Dunning Hotopp JC, et al.Genomic epidemiology of hypervirulent serogroup W, ST-11 Neisseria meningitides. EBioMedicine. 2015; 2: 1447–55.
37- World Health Organization. Meningococcal disease control in countries of the African meningitis belt, 2013. Wkly Epidemiol Rec. 2014; 89: 206–14.
38- World Health Organization. Meningococcal disease control in countries of the African meningitis belt, 2014. Wkly Epidemiol Rec. 2015; 90: 123–31.
39- Mehr S, Wood N. Streptococcus pneumoniae, a review of carriage, infection, serotype replacement and vaccination. Paediatr Respir Rev. 2012; 13: 258–64.
40- Hellenbrand W, Claus H, Schink S, Marcus U, Wichmann O, and Vogel U. Risk of Invasive Meningococcal Disease in Men Who Have Sex with Men: Lessons Learned from an Outbreak in Germany, 2012—2013. PLoS One. 2016; 11 (8): e0160126.
41- Stefanelli P, Miglietta A, Pezzotti P, Fazio G, Neri A, Vacca P, Voller F, D'Ancona FP, Guerra R, Iannazzo S, Pompa MG, Rezza G. Icreased incidence of invasive meningococcal disease of serogroup C, Clonal Complex 11, Tuscany, Italy, 2015 to 2016. Eurosurveillance, Volume 21, Issue 12, 24 March 2016. Rapid communication.
42- Xie O, Pollard AJ, Mueller JE, Norheim G. Emergence of serogroup X meningococcal disease in Africa: need for a vaccine. Vaccine. 2013 Jun 12; 31 (27): 2852-61.

43- Taha MK Giorgini D, Ducos-Galand M, Alonso JM. Continuing diversification of Neisseria meningitides W135 as a primary cause of meningococcal disease after emergence of the serogroup in 2000. J. Clin. Microbiol. 2004; 42 (9): 4158–4163.
44- Aguilera JF, Perrocheau A, Meffre C, Hahne S, Group WW. Outbreak of serogroup W135 meningococcal disease after the Hajj pilgrimage, Europe, 2000. Emerg. Infect. Dis. 2002; 8 (8): 761–767.
45- Mayer LW, Reeves MW, Al-Hamdan N. Outbreak of W135 meningococcal disease in 2000: not emergence of a new W135 strain but clonal expansion within the electophoretic type-37 complex. J. Infect. Dis. 2002; 185 (11): 1596–1605.
46- Decosas J, Koama JB. Chronicle of an outbreak foretold: meningococcal meningitis W135 in Burkina Faso. Lancet Infect. Dis. 2002; 2 (12): 763–765.
47- Collard JM, Maman Z, Yacouba H. Increase in Neisseria meningitides serogroup W135, Niger, 2010. Emerg. Infect. Dis. 2010; 16 (9): 1496–1498.
48- MacNeil JR, Medah I, Koussoube D. Neisseria meningitides serogroup W, Burkina Faso, 2012. Emerg. Infect. Dis. 2014; 20 (3): 394–399.
49- von Gottberg A, du Plessis M, Cohen C. Emergence of endemic serogroup W135 meningococcal disease associated with a high mortality rate in South Africa. Clin. Infect. Dis. 2008; 46 (3): 377–386.
50- Zhou H, Liu W, Xu L. Spread of Neisseria meningitides serogroup W clone, CHINA. Emerg. Infect. Dis. 2013; 19 (9): 1496–1499.
51- Chiou CS, Liao JC, Liao TL. Molecular epidemiology and emergence of worldwide epidemic clones of Neisseria meningitides in Taiwan. BMC Infect. Dis. 2006; 6: 25.
52- Lemos AP, Harrison LH, Lenser M, Sacchi CT. Phenotypic and molecular characterization of invasive serogroup W135 Neisseria meningitides strains from 1990 to 2005 in Brazil. J. Infect. 2010; 60 (3): 209–217.
53- Efron AM, Sorhouet C, Salcedo C, Abad R, Regueira M, Vazquez JA. W135 invasive meningococcal strains spreading in South America: significant increase in incidence rate in Argentina. J. Clin. Microbiol. 2009; 47 (6): 1979–1980.
54- Barra GN, Araya PA, Fernandez JO. Molecular characterization of invasive Neisseria meningitides strains isolated in Chile during 2010–2011. PLoS One. 2013; 8 (6): e66006.
55- Ladhani SN, Beebeejaun K, Lucidarme J. Increase in endemic Neisseria meningitidis capsular group W sequence type 11 complex associated with severe invasive disease in England and Wales. Clin. Infect. Dis. 2015; 60 (4): 578–585.
56- http://pubmlst.org/neisseria/
57- Kelly D, Pollard AJ. W135 in Africa: Origins, Problems and Perspectives. Travel Med. Infect. Dis. 2003; 1 (1): 19–28.
58- Koumare B, Ouedraogo-Traore R, Sanou I. The first large epidemic of meningococcal disease caused by serogroup W135, Burkina Faso, 2002. Vaccine. 2007; 25 (Suppl. 1): A37–A41.
59- Pajon R, Fergus AM, Koeberling O, Caugant DA, Granoff DM. Meningococcal factor H binding proteins in epidemic strains from Africa: implications for vaccine development. PLoS Negl. Trop. Dis. 2011; 5 (9).
60- Collard JM, Maman Z, Yacouba H. Increase in Neisseria meningitides serogroup W135, Niger, 2010. Emerg. Infect. Dis. 2010; 16 (9): 1496–1498.
61- Novak RT, Kambou JL, Diomande FV. Serogroup A meningococcal conjugate vaccination in Burkina Faso: analysis of national surveillance data. Lancet Infect. Dis. 2012; 12 (10): 757–764.
62- Mothibeli KM, du Plessis M, von Gottberg A. Distribution of factor H binding protein beyond serogroup B: variation among five serogroups of invasive Neisseria meningitides in South Africa. Vaccine. 2011; 29 (11): 2187–2192.
63- Valenzuela MT, Moreno G, Vaquero A. Emergence of W135 meningococcal serogroup in Chile during 2012. Rev. Med. Chil. 2013; 141 (8): 959–967.
64- Doyle TJ, Mejia-Echeverry A, Fiorella P. Cluster of serogroup W135 meningococci, southeastern Florida, 2008–2009. Emerg. Infect. Dis. 2010; 16 (1): 113–115.
65- Kupferschmidt K. Infectious diseases. Bacterial meningitis finds new niche in gay communities. Science. 2013; 341 (6144): 328.
66- Lucidarme J, Hill DM, Bratcher HB, Gray SJ, du Plessis M, Tsang RS, Vazquez JA, Taha MK, Ceyhan M, Efron AM, Gorla MC, Findlow J, Jolley KA, Maiden MC, Borrow R. Genomic resolution of an aggressive, widespread, diverse and expanding meningococcal serogroup B, C and W lineage. J Infect. 2015 Nov; 71 (5): 544-52.

67- Kong Y, Ma JH, Warren K. Homologous recombination drives both sequence diversity and gene content variation in Neisseria meningitides. Genome Biol. Evol. 2013; 5 (9): 1611–1627.
68- Holmes EC, Urwin R, Maiden MC. The influence of recombination on the population structure and evolution of the human pathogen Neisseria meningitides. Mol. Biol. Evol. 1999; 16 (6): 741–749.
69- Harrison LH, Jolley KA, Shutt KA. Antigenic shift and increased incidence of meningococcal disease. J. Infect. Dis. 2006; 193 (9): 1266–1274.
70- Swartley JS, Marfin AA, Edupuganti S. Capsule switching of Neisseria meningitides. Proc. Natl. Acad. Sci. U. S. A. 1997; 94 (1): 271–276.
71- Harrison LH, Shutt KA, Schmink SE. Population structure and capsular switching of invasive Neisseria meningitides Isolates in the pre-meningococcal conjugate vaccine era–United States, 2000–2005. J. Infect. Dis. 2010; 201 (8): 1208–1224.
72- Maiden MC, Bygraves JA, Feil E. Multilocus sequence typing: aportable approach to the identification of clones within populations of pathogenic microorganisms. Proc. Natl. Acad. Sci. U. S. A. 1998; 95 (6): 3140–3145.
73- Russell JE, Jolley KA, Feavers IM, Maiden MC, Suker J. PorA variable regions of Neisseria meningitidis. Emerg. Infect. Dis. 2004; 10 (4): 674–678.
74- Tanabe M, Nimigean CM, Iverson TM. Structural basis for solute transport, nucleotide regulation, and immunological recognition of Neisseria meningitidis PorB. Proc. Natl. Acad. Sci. U. S. A. 2010; 107 (15): 6811–6816.
75- Thompson EA, Feavers IM, Maiden MC. Antigenic diversity of meningococcal enterobactin receptor FetA, a vaccine component. Microbiology. 2003; 149 (Pt 7): 1849–1858.
76- Seib KL, Scarselli M, Comanducci M, Toneatto D, Masignani V. Neisseria meningitidis factor H-binding protein fHbp: a key virulence factor and vaccine antigen. Expert Rev. Vaccines. 2015; 14 (6): 841–859.
77- Capecchi B, Adu-Bobie J, Di Marcello F. Neisseria meningitidis NadA is a new invasin which promotes bacterial adhesion to and penetration into human epithelial cells. Mol. Microbiol. 2005; 55 (3): 687–698.
78- Serruto D, Spadafina T, Ciucchi L. Neisseria meningitidis GNA2132, a heparin-binding protein that induces protective immunity in humans. Proc. Natl. Acad. Sci. U. S. A. 2010; 107 (8): 3770–3775.
79- Granoff DM. Review of meningococcal group B vaccines. Clin. Infect. Dis. 2010; 50 (Suppl. 2): S54–S65.
80- Jelfs J, Munro R, Wedege E, Caugant DA. Sequence variation in the porA gene of a clone of Neisseria meningitides during epidemic spread. Clin Diagn Lab Immunol. 2000; 7 (3): 390–395.
81- Toros B, Thulin Hedberg S, Jacobsson S, Fredlund H, Olcen P, Molling P. Surveillance of invasive Neisseria meningitidis with a serogroup Y update, Sweden 2010 to 2012. Euro Surveill. 2014; 19 (42)
82- Anjum MF, Stevanin TM, Read RC, Moir JW. Nitric oxide metabolism in Neisseria meningitides. J. Bacteriol. 2002; 184 (11): 2987–2993.
83- Stevanin TM, Moir JW, Read RC. Nitric oxide detoxification systems enhance survival of Neisseria meningitides in human macrophages and in nasopharyngeal mucosa. Infect. Immun. 2005; 73 (6): 3322–3329.

Capitolo 12

MENINGOCOCCO B

Dopo il duro impegno della lettura di tutto quello che fin qui ho scritto, vorrei affrontare con leggerezza questo capitolo. Lo inizio pensando che **il meningococco è un batterio dotato di un'intelligenza raffinata**. Essendo possessore di tale intelletto, ha da tempo compreso che non è necessario distruggere la sua unica nicchia ecologica e che è indispensabile elaborare strategie per non produrre la malattia invasiva, dalla quale potrebbe derivare l'eliminazione della nicchia senza un corrispondente vantaggio evolutivo. Naturalmente, è necessario stabilire dei rapporti equilibrati nella nicchia del nasofaringe ed intraprendere una relazione reciproca con il suo unico ospite naturale, che ha un sistema immunitario che tenterà di eliminarlo.

Le strategie per sfuggire al sistema immunitario

Per sopravvivere nell'ospite umano, i meningococchi hanno sviluppato diversi meccanismi che li rendono capaci di evadere il sistema immunitario. Particolarmente importante per la protezione nei confronti di questi microbi è il sistema del complemento. L'uccisione del batterio mediata dal complemento può essere evitata esprimendo la capsula polisaccaridica (nei meningococchi capsulati A, C, W ed Y), aggiungendo acido sialico al polisaccaride e legando il fattore H, che è il maggiore regolatore negativo della via alternativa del complemento. La molecola *fHbp* del meningococco B recluta su di se il fattore H (FH) e così facendo si oppone alla normale lisi operata dal complemento (1).

La temperatura corporea e la sopravvivenza

Lo spazio vitale dei meningococchi (l'habitat naturale è il nasofaringe umano) ha delle temperature differenziali. La temperatura alla superficie anteriore delle narici è di circa 30°C alla fine dell'inspirazione, ed arriva a circa 34°C nella parte posteriore del nasofaringe e nelle tonsille palatine. Questi livelli di temperatura sono ovviamente inferiori alla temperatura alla quale si andrebbe a replicare durante la malattia invasiva. È nozione comune che spesso la malattia invasiva da meningococchi è preceduta da un evento infettivo che interessa le alte vie aeree, tipicamente una virosi respiratoria quale può essere l'influenza, od una diversa virosi respiratoria. La semplice infiammazione locale incrementa il flusso ematico in quelle aree e la stessa infezione, quasi sempre, provoca un variabile rialzo febbrile.

Le conseguenti fluttuazioni della temperatura locale sono fattori determinanti per una serie di attività espresse da questi batteri. Infatti, la produzione di *fHbp* da parte del meningococco B (MenB), l'espressione degli enzimi necessari per la biosintesi della capsula batterica nei germi capsulati e la sialilazione del lipopolisaccaride s'incrementano mentre la temperatura passa dai 30°C ai 42°C. Inoltre, la biosintesi della capsula contenente acido sialico è governata da un **termo-sensore** ad RNA nella *N. meningitidis* (2). La particolarità dei termo-sensori ad RNA sta nel fatto che operano a livello post-trascrizionale, tanto da non richiedere la complessa e delicata via della sintesi *de novo* per esercitare gli effetti di cui sono capaci (3). Ne consegue che questi termo-sensori rappresentano una strategia efficiente per produrre rapide risposte a brutali cambiamenti della temperatura, come succede durante l'inizio del processo infiammatorio. Un'altra caratteristica di certi meningococchi è quella di variare la composizione antigenica dei propri pili (4).

Di particolare importanza è la constatazione che esiste una espressione graduale della *fHbp* che è anche **termoregolata**. Ne deriva che i vaccini che sono diretti contro questo antigene non potrebbero imporre un elevato livello di pressione selettiva sul batterio sulla superficie della mucosa delle alte vie aeree. Per cui, la presunta immunità di gregge (5, 6), inducibile dai vaccini che hanno l'antigene *fHbp*, sarebbe sensibilmente limitata dalla ridotta espressione della stessa molecola *fHbp* da parte del meningococco B, alle normali temperatura di questo habitat naturale. La *fHbp* è una lipoproteina di superficie legata alla membrane esterna che è un'importante componente di due recenti vaccini anti-meningococco B.

La precedente virosi respiratoria prepara il terreno?

Durante l'infiammazione, la temperatura corporea sale ed agisce come *"un segnale di danno"* per il meningococco che è indotto ad incrementare le sue difese (immuno-evasione) per resistere alla sua uccisione da parte del sistema immunitario. **La termoregolazione delle difese contro il sistema immunitario** può offrire un vantaggio adattativo al meningococco durante la co-infezione con altri patogeni, e promuove l'emergenza della virulenza in un batterio altrimenti commensale. L'esistenza di tre diversi meccanismi termoregolati da molecole di RNA (*termo-sensori*), l'incremento della temperatura locale e sistemica prodotta dall'infiammazione e l'insediarsi di un processo flogistico, sono eventi che consentono la fuoriuscita di componenti del siero e l'infiltrazione delle cellule del sistema immune nella sede dell'infiammazione. Inoltre, nel caso dell'infezione influenzale che precede la malattia invasiva da meningococchi, c'è l'attivazione del complemento nelle vie aeree superiori e la produzione di *neuroaminidasi* che può danneggiare la capsula del meningococco (nei germi capsulati). La catena di eventi è solo all'inizio, ma è in grado di innescare altri eventi. Infatti, poiché il batterio percepisce l'infiammazione locale ed ha una regolazione termica dei suoi meccanismi di difesa dal sistema immunitario, questi mutamenti possono consentirgli di adattarsi alle nuove condizioni prodotte dal virus influenzale (o da altri patogeni respiratori) nel nasofaringe. Ne deriva che i microbi che non sono in grado di percepire e proteggersi contro le risposte infiammatorie soccombono e saranno eliminati da questo habitat. Purtroppo, la termoregolazione di cui dispone il meningococco può rappresentare un vantaggio per il batterio che entra nel sangue, dove la temperatura è più alta rispetto a quella del nasofaringe. Quindi, queste caratteristiche che sono utili per far sopravvivere il batterio nel suo habitat naturale, durante le co-infezioni o l'infiammazione, possono, per una sfortunata coincidenza, promuovere la virulenza di microbi che altrimenti rimarrebbero solo allo stato di commensali.

Possono conseguir successo i vaccini anti-meningococco B?

La sfida per produrre un vaccino contro un microbo con una capsula non immunogena è ardua. La *Novartis* ha prodotto il *Bexero* che contiene la *fHbp* che appartiene alla sub-famiglia B; mentre la *Pfizer* ha prodotto il *Trumenba* che contiene una *fHbp* che è una miscela delle due sub-famiglie A e B. Integrano il vaccino altre tre componenti (*NadA*, *NHba* ed *OMV*). Per tale motivo i vaccini anti-meningococco B vengono indicati dall'acronimo 4CMenB.

Il *Bexsero* è stato approvato dall'EMA nel 2013 e dalla FDA nel 2015. Il vaccino *Trumenba* è stato approvato negli USA per l'uso negli adolescenti. Entrambi i vaccini contengono la proteina antigenica *fHbp* e sono stati prodotti ricorrendo alla *reverse vaccinology* ed alle *proteomic technologies*. Tale antigene vaccinale elicita una robusta risposta anticorpale battericida che correla con l'ammontare della *fHbp* espressa sulla superficie batterica. Ma resta sempre capace di legare la FH che è il regolatore chiave della via alternativa del complemento che ha importanti implicazione per il disegno dei vaccini e per la patogenesi delle infezioni da meningococco B.

Dopo lo sviluppo dei vaccini si è scoperto che l'antigene vaccinale *fHbp* lega il fattore H in modo specifico. La conseguenza potenziale ed indesiderabile sta nel fatto che l'antigene vaccinale è capace di legare una proteina inibitrice del complemento (FH) con formazione di un complesso antigene-fattore H che può interferire con la presentazione dell'antigene e con la risposta anticorpale protettiva. Inoltre, l'antigene vaccinale *fHbp* che lega FH può elicitare la produzione di **auto-anticorpi diretti contro FH**. Il dato è confermato da studi su modelli animali transgenici, e per tale motivo gli **anticorpi anti-FH** andrebbero ricercati nel siero dei soggetti vaccinati. In ogni caso, in questo modello animale si è visto che la vaccinazione con i vaccini 4CMenB evoca la comparsa di anticorpi sierici IgM reattivi contro FH (7). Un recente modello di topo transgenico ha consentito di approfondire la tematica. Il fattore H inibisce, nella via alternativa del complemento, l'assemblaggio dell'enzima C3 *convertasi*. Inoltre, variazioni genetiche nel gene per l'FH determinano la suscettibilità a sviluppare la malattia meningococcica (8). Ad accrescere le preoccupazioni è la constatazione che il legame dell'antigene vaccinale *fHbp* con FH **riduce l'immunogenicità del vaccino** e questo dato è stato confermando in un altro esperimento che ha utilizzato una varietà mutata di *fHbp* che non lega FH. In questo ultimo caso, la risposta anticorpale elicitata era maggiormente battericida rispetto al vaccino con la *fHbp* capace di legare FH (gli attuali vaccini). Inoltre, il mutato antigene vaccinale *fHbp*, che non lega FH, può servire ad evitare il teorico rischio legato all'esposizione di un neo-antigene composto dal *complesso fHbp/FH* che è diventato **un complesso immune misto** fatto di una componente vaccinale (*fHbp*) unita ad una componente del corpo umano (FH). Questa situazione può innescare la produzione di auto-anticorpi diretti contro FH e contro il fattore H legato alla superficie cellulare (7).

Come possiamo concludere?

Il sistema del complemento è un componente essenziale del sistema immunitario innato ed acquisito e consiste in una serie di molecole proteolitiche innescate dalla presenza del microrganismo. Nel soggetto sano, l'attivazione del complemento è controllata in modo preciso utilizzando proteine solubili nel plasma e proteine legate alle membrane. La proteina plasmatica FH (*complement factor H*) è una di queste. Molti agenti patogeni hanno sviluppato la capacità di evitare la loro eliminazione da parte del sistema immunitario reclutando le proteine regolatrici del complemento dell'ospite. Diversi patogeni si sono adattati ed impediscono al sistema immunitario di ucciderli poiché sono in grado di reclutare e sequestrare sulla loro superficie la proteina FH. La *Neisseria meningitidis* sovverte la risposta immune poiché imita l'ospite nella funzione di controllo delle proteine del complemento.

Nei soggetti che presentano certi polimorfismi della regione promoter del gene che codifica la proteina FH (e che sono associati ad incrementati livelli plasmatici di FH), è accresciuto il rischio di andare incontro a malattie da meningococchi. La *Neisseria meningitidis* si è evoluta per evitare la risposta immune innata nel sito della colonizzazione e durante la successiva malattia. L'interazione ad alta affinità tra FH ed fHbp può condurre ad un rapido sequestro nel plasma della FH che conduce ad una deplezione dei suoi livelli circolanti. Il risultato porta ad avere il sistema del complemento de-regolato che a sua volta rende più facile il danno vascolare mediato dal complemento. Questo può contribuire al drammatico *rush emorragico* (con petecchie ed ecchimosi) che si può presentare nelle sepsi meningococciche.

In merito agli attuali vaccini si può dire che il loro futuro è denso di nubi e sembrerebbero già esseri superati dai meccanismi della natura. Mi sentirei di aggiungere solo due osservazioni derivate dalle due schede tecniche: quella dell'**EMA** del 2013 (9) e quella della **FDA** del 2015 (10), entrambe pertinenza della *Novartis* e del *Bexsero*. La scheda dell'EMA (9) riporta: *"The efficacy of Bexsero has not been evaluated through clinical trials"*. Cioè, **l'efficacia del Bexsero non è stata stabilita attraverso studi clinici**. Mentre quella della FDA (10) riporta al paragrafo 8.4: *"Pediatric Use Safety and effectiveness of BEXSERO have not been established in children younger than 10 years of age"*. Quindi, **l'efficacia e la sicurezza non è stata stabilita sotto i 10 anni di età**.

Tutto ciò a prova e conferma che **non esistono**, ancora oggi, **studi di efficacia che riguardano i vaccini anti-meningococco**.

Vorrei concludere con questo quesito:

Esiste un bisogno reale per questo vaccino?

Bibliografia

1- Loh E, Lavender H, Tan F, Tracy A, Tang CM. Thermoregulation of Meningococcal fHbp, an Important Virulence Factor and Vaccine Antigen, Is Mediated by Anti-ribosomal Binding Site Sequences in the Open Reading PLoS Pathog. Aug 25; 12 (8): e1005794, 2016.

2- Loh E, Kugelberg E, Tracy A, Zhang Q, Gollan B, et al. Temperature triggers immune evasion by La *Neisseria meningitidis* sovverte Nature; 502: 237, 2013.

3- Kortmann J, Narberhaus F. Bacterial RNA thermometers: molecular zippers and switches. Nature reviews Microbiology; 10: 255–265, 2012.

4- Finne J, Leinonen M, Makela PH. Antigenic similarities between brain components and bacteria causing meningitis. Implications for vaccine development and pathogenesis. Lancet; 2: 355–357, 1983.

5- Trotter CL, Maiden MC. Meningococcal vaccines and herd immunity: lessons learned from serogroup C conjugate vaccination programs. Expert review of vaccines; 8: 851–861, 2009.

6- Read RC, Baxter D, Chadwick DR, Faust SN, Finn A, et al. Effect of a quadrivalent meningococcal ACWY glycoconjugate or a serogroup B meningococcal vaccine on meningococcal carriage: an observer-blind, phase 3 randomised clinical trial. Lancet; 384: 2123–2131, 2014.

7- Beernink PT, Shaughnessy J, Braga EM, Liu Q, Rice PA, Ram S, Granoff DM. A meningococcal factor H binding protein mutant that eliminates factor H binding enhances protective antibody responses to vaccination. J Immunol; Mar 15; 186 (6): 3606-14, 2011.

8. Davila S, Wright VJ, Khor CC, Sim KS, Binder A, Breunis WB, Inwald D, Nadel S, Betts H, Carrol ED, de Groot R, Hermans PW, Hazelzet J, Emonts M, Lim CC, Kuijpers TW, Martinon-Torres F, Salas A, Zenz W, Levin M, Hibberd ML. Genome-wide association study identifies variants in the CFH region associated with host susceptibility to meningococcal disease. Nat Genet.; 42: 772–776, 2010.

9- http://www.ema.europa.eu/docs/en_GB/document_library/EPAR

10- http://www.fda.gov/downloads/BiologicsBloodVaccines/Vaccines/ApprovedProducts/

Capitolo 13

LA MALATTIA INVASIVA DA MENINGOCOCCHI (IMD)

Prima di entrare nel merito della malattia invasiva da meningococco (IMD) mi preme ricordare **questa mia regola** che ha funzionato per 30 anni: **se un lattante sotto i 6 mesi ha febbre io mi preoccupo dal momento in cui i genitori me lo dicono, se un lattante ha febbre nei primi 4 mesi di vita ha una probabilità altissima di avere una batteriemia occulta**.

Questa mia personale regola dovrebbe diventare stile di vita presso la classe pediatrica fino al punto da indurla a *considerare con grande sospetto qualsiasi febbre che insorge durante i primi 6 mesi di vita*. Se così non sarà, il rischio di trovarsi di fronte a cose irreparabili diventa opzione reale.

Patogenesi

La malattia invasiva trova i suoi albori allorquando il meningococco va oltre la mucosa sede di colonizzazione. Per l'adesione alla superficie mucosa delle cellule non ciliate del nasofaringe servono i pili ed altre adesine. Per la **virulenza** (*capacità di produrre la malattia nell'ospite infettato*) ha grande importanza la capsula, come sono importanti i lipopolisaccaridi detti LOS che sono in grado di funzionare da **endotossine**. I LOS hanno una componente lipidica (*Lipid A*) che lega le unità saccaridiche. Il *Lipid A* è responsabile della tossicità dei LOS (1) e si lega ad un recettore detto TLR-4, che esiste in diverse cellule immunitarie (particolarmente sulle cellule dendritiche), il cui legame porta ad attivare il fattore di trascrizione NF-κB, che poi è responsabile della produzione di una serie di **citochine pro-infiammatorie**, come specificato nel capitolo dedicato al meccanismo d'azione dei vaccini. Questa stessa endotossina concorre ad attivare il sistema della **coagulazione** ed a produrre cospicui **sanguinamenti**, che sono caratteristiche importanti nelle sepsi meningococciche. Le turbe ematologiche possono progredire fino a produrre la **coagulazione intravascolare vascolare disseminata** (CID), laddove il sistema è continuamente attivato con consumo dei fattori della coagulazione (**emorragie**) e produzione di **fenomeni trombotici**. La progressiva lesione vascolare e la CID possono produrre l'insufficienza multi-organo, lo shock settico e la morte. Coaguli di fibrina ricchi di leucociti si trovano nelle arteriole e nei capillari. Le emorragie focali e le **necrosi** possono coinvolgere qualsiasi organo (cuore, sistema nervoso centrale, cute, mucose e la giandola surrenale, che è colpita nei casi fatali e spesso nelle lesioni sono presenti i meningococchi). Nel 50% dei pazienti morti è presente la miocardite.

Il legame poi del fattore H, tramite la *fHbp* del meningococco, priva il resto dei tessuti del controllore negativo principale del complemento e fornisce protezione al batterio dalla lisi mediata dallo stesso sistema. Inoltre, durante la sua moltiplicazione nel sangue, il meningococco libera frammenti della membrana esterna che sono ricchi di LOS (1) che servirebbero a distrarre il sistema immunitario allontanando da se la risposta difensiva dell'organismo. **Alcuni soggetti sviluppano IgA sieriche (anticorpi bloccanti) che rendono gli anticorpi battericidi di classe IgM o IgG inefficaci**, rendendo, così, il soggetto suscettibile alla malattia (2).

Batteriemia senza sepsi

La **batteriemia occulta** meningococcica spesso si può manifestare solo con **febbre** e senza sintomi associati (1). Si può risolvere anche senza antibiotici, ma se la batteriemia è sostenuta può produrre meningite ed infezioni in altri organi.

Meningococcemia acuta senza meningite

Inizia con sintomi simil-influenzali (*faringite, febbre, mialgia, cefalea, astenia, vomito, diarrea*), ma in poche ore i bambini possono diventare settici. Spesso esiste un rush cutaneo maculopapulare (chiazzette rossastre e puntini rossi) che può essere aspecifico, può simulare il rush del morbillo o quello dovuto ad orticaria. Dopo ore o giorni, il rush evolve in manifestazioni purpuriche o petecchiali (2).

Meningococcemia fulminante

La malattia progredisce molto rapidamente, nel giro di poche ore (1) dopo l'inizio della febbre, e produce uno shock settico caratterizzato da manifestazioni cutanee con petecchie ed ecchimosi, ipotensione, CID, acidosi, emorragia surrenalica, insufficienza renale, insufficienza cardiaca, coma e morte, anche in presenza delle migliori terapie disponibili.

Meningite con o senza meningococcemia

I sintomi tipicamente presenti sono: cefalea, fotofobia, letargia, vomito, rigidità nucale e qualche volta convulsioni o deficit dei nervi cranici (1). Però, possono non essere tutti presenti contemporaneamente nello stesso momento. Se è presente la meningococcemia le manifestazioni purpuriche, prima, o poi, si vedranno.

Meningococcemia cronica

È una rara forma di infezione meningococcica caratterizzata da febbre, cefalea, artralgia, rush maculo-papulare o pustolare, spesso con una componente emorragica. I sintomi sono intermittenti e la malattia può durare più di un mese. L'evoluzione è verso la risoluzione spontanea o verso la meningite (1).

Altre manifestazioni

Endocardite, pericardite purulenta, polmonite, endoftalmite, linfoadenite mesenterica, osteomielite, sinusite, otite media e cellulite periorbitaria sono altre manifestazioni meno comuni (1). Poi esistono le infezioni del tratto uro-genitale, delle quali abbiamo già discusso in separato capitolo.

Waterhouse-Fridericsen Syndrome

Si tratta di un caso drammatico gravato da altà percentuale di mortalità, provocato da una **emorragia surrenalica diffusa senza vasculite**, che è comune in corso di meningococcemia fulminante.

La cattiva prognosi

Se all'atto dell'ospedalizzazione c'è la meningococcemia senza meningite, lo shock od il coma, se esiste un quadro cutaneo severo, se sono presenti: neutropenia, CID, piastrinopenia e miocardite, la prognosi è severa ed il rischio di morte è alto (2). L'ipotermia o l'iperpiressia ed una bassa VES sono brutti fattori prognostici (1).

Le complicazioni precoci e tardive

Le precoci sono imputabili alla localizzazione diretta del batterio che può produrre: miocardite, polmonite, emorragie ed artrite. Ci possono essere le convulsioni e/o le paralisi dei nervi cranici, l'atassia e l'ernia cerebrale. Esiste anche il rischio di una **gangrena secca** delle estremità che si presenta più frequentemente nella porpora fulminante e può richiedere **amputazioni** delle parti affette (1).

L'esito tardivo più frequente è la sordità che è bilaterale, neurosensoriale e permanente (2).

Una sintesi finale

Molto spesso la **meningite batterica** è il risultato della disseminazione ematogena dei microrganismi che partono da un sito distante. La batteriemia (presenza dei batteri nel sangue) usualmente precede la meningite od è concomitante. Una nicchia ecologica per il meningococco è quella del nasofaringe dell'uomo e da qui il meningococco può entrare nelle cellule epiteliali e diventare prontamente invasivo. Arrivato nel sangue diffonde facilmente e si moltiplica velocemente. Scatena una fortissima produzione di molecole pro-infiammatorie, resiste alla lisi operata dal complemento, sequestra il fattore H che controlla il complemento lasciando i tessuti privi di questa molecola regolatoria, che in parte spiegherebbe così il poderoso interessamento vascolare che caratterizza spesso la IMD, fino al drammatico quadro della **setticemia fulminante** per emorragia massiva delle ghiandole surrenali.

Ma quello che interessa di più è arrivare alla **diagnosi precoce quando la gravità del quadro non è fulminante**. È evidente che le forme fulminanti lasciano poco tempo alla diagnosi ed alla terapia. Molto spesso si tratta di ceppi della linea ipervirulenta C ST-11/ET-37 che è gravata da un alto tasso di mortalità.

In linea di massima, l'esordio della **meningite acuta** ha 2 pattern predominanti. Il più drammatico e, fortunatamente, meno comune, contempla un brutale inizio con i sintomi di un quadro di shock rapidamente progressivo con **porpora ed ecchimosi** (macchie rosse sulla pelle che non scompaiono alla pressione esercitata sulla cute con un vetrino o con un bicchiere di vetro a casa del paziente, mezzo di medicina di campagna decisamente efficace).

Per nostra fortuna, e per fortuna relativa del paziente, molto spesso l'esordio della meningite è preceduto da diversi giorni di febbre accompagnata da sintomi respiratori alti (raffreddore, tosse, lacrimazione, mal di gola) o da disturbi gastrointestinali (vomito, diarrea, dolori addominali) seguiti da segni non specifici di infezione del sistema nervoso centrale, quali, **sonnolenza eccessiva ed irritabilità**.

È qui che deve scattare l'allarme. Ai primi segni di interessamento del sistema nervoso centrale.

Naturalmente, scattare l'allarme non significa andare in panico, ma procedere con la semeiotica medica. È chiaro che si tratta nella prima fase di **sintomi simil-infuenzali** che senza interessamento del sistema nervoso non pongono il sospetto clinico di meningite. Ci si deve fidare e discriminare essenzialmente su due fattori di comune riscontro anche nelle malattie banali dei bambini: **sonnolenza eccessiva ed irritabilità**. Ma è sull'impressione clinica e sull'elevato sospetto diagnostico che dobbiamo contare, integrato da una buona semeiotica che dobbiamo porre in essere.

I segni dell'irritazione delle meningi (**rigidità e dolore nucale**) possono anche mancare nel piccolo lattante, dove è più facile trovare la testa che cade e la fontanella bregmatica bombata. Nel bimbo più grande si deve ricercare **il segno di Kernig** (si porta a 90° l'anca e poi si estende la gamba che provoca dolore) **e quello di Brudzinski** (si flette il collo del paziente supino e si verifica una flessione automatica del ginocchio). Da notare che questi due segni possono non essere sempre presenti fino ai 18 mesi di vita. In realtà, **febbre, mal di testa e rigidità nucale sono presenti solo nel 40% degli adulti con meningite batterica**. Le convulsioni sono presenti nel 20-30% dei casi di meningite e se si presentano entro i primi 4 giorni non hanno un pessimo significato prognostico.

Per terapia e profilassi esistono le direttive.

Bibliografia

1- Kliegman, Stanton, ST. Geme, Schor, Behrman. Nelson Textbook of Pediatrics. Neisseria meningitidis. Chapter 184: 929-935, 2011.
2- McMillan JA, DeAngelis CD, Feigin RD, Warshaw JB. In Oski's Pediatrics. Chapter 171: 980-984, 1999.

Capitolo 14

VACCINARE O NON VACCINARE?

Come amava dire il defunto *Saddam Hussein, "questa è la madre di tutte le battaglie"*. Lui era convinto che il suo esercito potesse tenere testa alla più grande potenza di fuoco esistente sulla faccia della terra, al pari delle Case Produttrici dei vaccini. Ma **il meningococco possiede una intelligenza nettamente superiore rispetto agli strateghi del marketing** che ottengono vittorie *"giocando al tavolo dei bari"*.

Da tutto quello che vi ho fin qui riferito, si deduce che **nessuna campagna vaccinale contro i meningococchi potrà mai avere successo** a causa della potenza trasformistica che hanno i meningococchi, e che risiede nell'elevata plasticità del loro genoma, il cui DNA va incontro facilmente a scambi orizzontali di materiale genetico nel contesto della nicchia ecologica dove normalmente vive. Fatta questa doverosa premessa, ora passo a riportarvi i dettagli di un clamoroso insuccesso le cui potenziali conseguenze non sono, a tutt'oggi, valutate come dovrebbero essere valutate.

I primi vaccini preparati contro i meningococchi sono quelli polisaccaridici non coniugati con proteine carrier. Nella loro preparazione sono stati usati gli antigeni della *N. meningitidis* (1). Ognuno contiene 50 mcg di polisaccaride ed hanno il comune difetto di non essere immunogeni sotto i 4-5 anni di età (escluso il polisaccaride A). Il vaccino contro il polisaccaride A può essere somministrato anche sotto l'anno di vita ed ha una risposta anamnestica ad una dose di richiamo eseguita a 2-3 anni di vita (1). Il vaccino contro il polisaccaride C produce scarse risposte sia nel lattante che nel bambino in età prescolare e **non trova alcuna indicazione per una vaccinazione di tutta la popolazione** potendo essere utile solo per il controllo di un'epidemia (2). Il vaccino polisaccaridico A,

C, Y e W-135 si può usare sopra i due anni e contiene i soliti 50 mcg di polisaccaride per ogni ognuno dei polisaccaridi (1). **La vaccinazione routinaria non è raccomandata nella popolazione sana** per la sua scarsa efficacia nei bambini piccoli e per la sua relativamente breve durata della protezione (1).

La prima disastrosa campagna vaccinale

La prima disastrosa campagna vaccinale è quella che ha utilizzato **i vaccini polisaccaridici non coniugati**. Si è visto che l'esposizione dei lattanti o bambini ai vaccini meningococcici polisaccaridici non coniugati può diminuire le risposte successive ai vaccini coniugati ed abbassare la concentrazione sierica degli anticorpi a livelli non protettivi (3, 4). Questo fenomeno può portare ad **un aumento paradossale della suscettibilità, indotta dalla vaccinazione con polisaccaridi non coniugati** (1). Questo succede perché i linfociti B riconoscono direttamente il polisaccaride contenuto nel vaccino. Non si stabiliscono interazioni tra linfociti B e linfociti T Helper. **La risposta anticorpale è di breve durata**, **non si stabilisce una memoria immunologica**, non si realizza la maturazione dell'affinità degli anticorpi e nessuna risposta è evocata sotto i 18 mesi di vita (4). Viceversa, i vaccini coniugati con la proteina carrier consentono la normale interazione tra cellule B e T, le cellule B sono ben indirizzate dalle cellule T a produrre anticorpi contro il polisaccaride coniugato con la proteina carrier.

Però, **la risposta immune anamnestica non è in grado di proteggere contro la malattia** se il tempo che passa tra l'esposizione ed il tempo necessario per raggiungere un livello anticorpale protettivo è più grande del tempo che impiega il microbo per produrre la malattia dal momento dell'esposizione. In altre parole, se ci vogliono 5-6 giorni per raggiungere un livello anticorpale protettivo, in una risposta anamnestica da memoria immunologica, e se il microbo ne impiega tre per produrre la malattia invasiva; anche in presenza di memoria immunologica, si sviluppa la malattia invasiva. Nel caso specifico dei meningococchi, la IMD di solito si sviluppa entro 7 giorni dopo l'acquisizione di un nuovo ceppo (5, 6) ed il fallimento vaccinale, in presenza di una normale risposta anamnestica, indica che sono più importanti gli anticorpi circolanti (7), rispetto a quelli prodotti in seguito al contatto con il microbo (*memoria immunologica*). Quindi, se esistono livelli protettivi di anticorpi circolanti la protezione contro la IMD si manifesta; viceversa, se i livelli di questi anticorpi sono bassi e la memoria immunologica esiste, la risposta anamnestica non arriva per tempo ad impedire la IMD. In altre parole, **i titoli degli anticorpi circolanti appaiono protettivi** se presenti ad un livello adeguato, ma **la presenza della memoria immunologica non garantisce la protezione** per problemi di tempistica. Questo potrebbe anche essere imputabile al fatto che i bambini producono meno linfociti B della memoria e perdono prima gli anticorpi prodotti dalle plasmacellule attivate. Ciò spiegherebbe la lentezza della risposta anamnestica nei bambini ed i casi di malattia invasiva nei soggetti vaccinati.

Da un sicuro disastro ad un futuro nebuloso.

Verso quale futuro?

Per partire alla grande, e per rilassarvi, vi dico immediatamente che l'autorizzazione alla commercializzazione dei vaccini antimeningococco coniugati **non sono passati per una fase III (studi di efficacia)**, e per la loro sicurezza ed immunogenicità si sono assunti i dati derivati dall'esperienza con i vaccini polisaccaridici (8). Per inciso, **i vaccini polisaccaridici sono espressione di un chiaro insuccesso vaccinale**, come già detto.

Poiché lo scopo della campagna vaccinale è quello di abbattere l'incidenza della IMD e di ridurre la prevalenza dei carrier per quel sierogruppo, dobbiamo invitare al tavolo dei commensali i soggetti portatori, quasi sempre sani. Altrove ho espresso i miei dubbi sull'opportunità di vaccinare i possibili carrier poiché *la condizione di portatore consente di acquisire un'immunità naturale con una certa cross-reattività contro altri sierogruppi*. Se si decide di farlo, almeno si dovrebbe essere onesti ed erudire questa fascia della popolazione che si sottopongono ad uno svantaggio individuale per il bene di una diversa fascia della popolazione. Infatti, lo stato di portatore consente di produrre una risposta immunitaria ceppo-specifica che conferisce protezione contro la malattia e impedisce di riacquisire la condizione dello stato di portatore per il medesimo ceppo (9, 10). Questa si chiama **immunità naturale**.

Ma lo stato di portatore ha anche la sua faccia brutta della medaglia poiché il nasofaringe può ospitare molti batteri patogeni e non patogeni, inclusi molti ceppi di meningococchi. Questo ambiente consente lo scambio orizzontale di materiale genetico il quale può portare ad una commutazione della capsula o di altre strutture antigeniche che potenzialmente conducono all'incremento della virulenza e della resistenza all'antibiotico (11, 12). Il trasferimento orizzontale dei geni e le mutazioni cromosomiche spontanee, che sono comuni nei meningococchi, producono una grossa diversità genetica ed antigenica nei ceppi (13). Da quanto detto, si deduce che esiste un **problema potenziale che porta a produrre nuovi ceppi di meningococchi**.

Però, si ritiene che i ceppi che invadono la mucosa e provocano la malattia siano diversi dai ceppi del portatore, sia in termini di espressione della capsula che di altri fattori della virulenza (14-16). I ceppi che vanno incontro a mutamenti genetici hanno un vantaggio per migliorare la loro sopravvivenza e l'esempio più noto è quello del complesso clonale ST-11 che è emerso nel 1990. Questo può essere trasmesso e può provocare epidemie locali e globali (17).

Tornando ai carrier, una meta-analisi sui portatori europei, dove predomina la malattia da MenB e MenC, ha rilevato che la prevalenza dei portatori è più alta nei ragazzi di 19 anni (23,7%), mentre arriva al 4,5% nei lattanti, al 7,7% nei ragazzi di 10 anni ed al 7,8% negli ultracinquantenni (18). La prevalenza dei portatori può arrivare al 70% nelle comunità chiuse (caserme militari ed alloggi universitari) laddove il potenziale per la trasmissione da persona a persona è molto più alto (19). Da ciò risulta che nei Paesi industrializzati la prevalenza è più elevata negli adolescenti e giovani adulti (18, 19). Sono costoro il **bersaglio privilegiato dei teorici delle campagne vaccinali**. Ma la certezza del bersaglio privilegiato si scontra duramente con la realtà. Infatti, **l'impatto della**

campagna vaccinale sulla condizione di portatore non è valutabile poiché i dati di base raccolti prima dell'adozione della campagna vaccinale sono mancanti e/o carenti (8). Inoltre, gli studi sullo stato del portatore nasofaringeo sono difficili da farsi, richiedono un grande numero di soggetti con ripetuti campionamenti nel tempo. Le colture microbiche del tampone nasofaringeo possono non essere affidabili, il metodo è costoso e spesso la PCR è necessaria per incrementare l'entità della scoperta dei meningococchi (20). I metodi molecolari devono essere ancora standardizzati a pieno e la comparazione tra gli studi è difficile.

Siccome *"l'ottimismo è il sale della vita"*, alcuni autori pensano alla **protezione di gregge**, che apporterebbe un valore aggiunto al programma vaccinale in termini di costo/efficacia e per il controllo a lungo termine della malattia. Il probabile meccanismo che porta a ridurre i portatori e consente di produrre la protezione di gregge è la riduzione dell'acquisizione di nuovi ceppi (**no carrier, no trasmissione**). L'effetto della protezione di gregge è stato dimostrato nei vaccini coniugati anti-pneumococco, anti-HiB e anti-meningite che sono tutti germi capsulati che colonizzano il nasofaringe e che sono trasmessi attraverso le secrezioni respiratorie (23). Anche questo irrazionale ottimismo si scontra con la cruda realtà della **continua emergenza planetaria di nuovi ceppi** di meningococchi, che spesso sono ceppi ipervirulenti con alta mortalità, in caso di IMD, e che circolano soprattutto nei Paesi che hanno condotto campagne vaccinali di massa. Poi, almeno per uno pneumococco, incluso nel programma vaccinale, si è realizzato il rimpiazzamento.

Sicuramente c'è accordo sul fatto che adolescenti e giovani adulti corrono un rischio maggiore (21, 22) poiché il loro comportamento e la loro socialità li pongono a stretto contatto fisico con altri soggetti che condividono con loro gli stessi comportamenti (stretto contatto fisico, baciarsi frequentemente, frequentare locali notturni e ambienti dove i contatti interpersonali sono intimi, frequentare collegi e fumare). Ma da soli questi fattori non bastano, se non teniamo in debita considerazione la trasmissione sessuale dei meningococchi, della quale ho parlato in separata sede. È evidente che toccare **le abitudini sessuali** dei singoli è difficile e potrei muovermi in un campo minato; tuttavia, non aprire gli occhi su evidenze che datano nel tempo equivarrebbe a comportarsi come *"lo struzzo che affonda il capo nella poco confortevole sabbia"*.

Altra particolarità, il picco di massima concentrazione della malattia invasiva (IMD) si verifica ad un'età diversa rispetto al picco massimo di portatori. In altre parole, la malattia si concentra essenzialmente in fasce di età che non sono quella dell'adolescente e del giovane adulto, anche se un picco di incidenza meno ampio esiste negli adolescenti. Tutto ciò per dire che la malattia essenzialmente colpisce soggetti diversi da quelli dove è massima la prevalenza dei portatori. Ne deriva che, diversamente dalle malattie invasive da parte di germi capsulati (laddove sia la malattia che il portatore hanno la massima prevalenza nella stessa fascia di età), il picco d'incidenza di IMD è separato dal picco del principale carrier (8). Quindi, nel caso dello **pneumococco** e dell'**HiB**, sia la malattia invasiva che la condizione di portatore hanno il picco di frequenza nei primi anni di vita. Questo è il motivo per il quale la vaccinazione anti-pneumococcica e quella anti-HiB hanno prodotto un significativo effetto gregge (23).

Poiché non intendo sprecare risorse preziose per impelagarmi nella **teoria del gregge**, penso di liquidare questa questione ossessiva con poche cose:

1. Primo pre-requisito è che il vaccino immunizzi il vaccinato e che tale immunità duri a vita. Questo non è il caso, poiché l'immunità è evanescente e sembra durare pochissimi anni.

2. Il gregge è composto da tutta la popolazione, e come è intuitivo tutta la popolazione non può essere vaccinata, per cui ci sarà sempre ad ogni istante una fetta del gregge non immunizzata.

3. Il microbo preso di mira deve essere stabile antigenicamente, perché se crea nuove varianti antigeniche non è riconosciuto dal sistema immunitario. Il meningococco è il più grande trasformista con il quale si cimentano le campagne vaccinali.

4. Se il gregge al quale si aspira è fatto di **pecore bianche** (*vaccinate*), ci saranno sempre più **pecore nere** che lo comporranno (nuove varianti o ceppi ipervirulenti) e che sono pronte a prendere a cornate le pecore bianche che sono impreparate ad opporsi alle nere.

5. Siccome **le corna delle pecore nere sono molto affilate** (ceppi ipervirulenti con alta mortalità), le cornate potrebbero uccidere una discreta fetta di pecore bianche (vaccinate ma non immunizzate con le varianti emerse per varie cause, compresa la pressione selettiva esercitata dalla campagna vaccinale sulla nicchia ecologica, pressione selettiva che non si esercita sul sierogruppo B).

6. Nel regno Unito, il gregge era composto quasi completamente da **pecore nere** (ceppi ipervirulenti C ST-11) ed hanno cominciato ad inserire nel gregge le pecore bianche (tutti i soggetti sotto i 19 anni) che hanno resistito alle cornate delle pecore nere. Ma questa resistenza non è durata a lungo visto che dai due sierogruppi dominanti di allora (C e B) siamo passati ai quattro di ora (C, B, W ed Y). Ed allora la campagna vaccinale ha aiutato ad inserire nel gregge altre **due nuove pecore nere** che sembrano particolarmente cattive ed hanno corna affilatissime.

Liquidato il gregge, torniamo brevemente ai **vaccini polisaccaridici coniugati** con una proteina carrier. Esistono diversi vaccini diretti contro la capsula di diversi sierogruppi, sia monovalenti che polivalenti. Tra i vaccini coniugati con diverse proteine carrier troviamo i seguenti vaccini: MenC (*Meningitec e Menjugate*), MenA (*MenAfriVac*) ed il quadrivalente MenACWY (*Nimenrix* coniugato con tossoide tetanico, *Menactra* coniugato con tossoide difterico e *Menveo* coniugato con CRM, che è un tossoide difterico mutato).

Da quello che ho letto (24-26), entro il primo anno dalla vaccinazione l'efficacia del MenC contro la IMD è circa del 90% in tutti i gruppi di età. Viceversa, l'efficacia del MenACWY nel prevenire l'IMD, dovuta ai sierogruppi non C, è più limitata (8).

Comunque, qualsiasi discorso che riguarda i meningococchi ha il suo crocevia nei carrier ed il terreno di battaglia nella nicchia ecologica del nasofaringe. Dico nicchia ecologica del nasofaringe perché **la trasmissione sessuale dei meningococchi** l'ho già trattata in separato capitolo.

Rimanendo nella nicchia ecologica del nasofaringe, l'arrivo in questa sede dei meningococchi inaugura la stagione del carrier ed evoca una risposta immunitaria (27). L'immunità mucosale nei carrier si può scoprire se aumenta la concentrazione delle IgA nella saliva (28, 29). Sebbene l'immunità mucosale non sia in grado di prevenire le successive colonizzazioni del nasofaringe, lo sviluppo di questa immunità può essere molto importante per prevenire l'invasione delle cellule epiteliali (30). Il *carriage* della *N. meningitidis* produce una risposta umorale poiché **aumenta l'attività anticorpale battericida del siero** (9, 31-33). Sebbene la risposta sia essenzialmente ceppo-specifica, esistono alcuni gradi di cross-reattività nei confronti di ceppi eterologhi (9). **I non carrier vengono considerati come soggetti ad alto rischio per IMD**, per la già citata relativa capacità di mantenere una relazione di tipo commensale con i ceppi appena acquisiti (30). Molti studi sui carrier sono trasversali e non danno la misura di ciò che succede con il passare del tempo. Dai pochi studi longitudinali si evince che la condizione di portatore sano può essere: cronica, durare per diversi mesi, essere intermittente o transitoria (34, 35). La durata del *carriage* può dipendere anche dalla propensione che ha il germe specifico a stabilire relazioni commensali durature. Inoltre, la capacità di trasformarsi, acquisendo nuovo DNA presente nella nicchia ecologica, potrebbe anche consentire ai meningococchi di adattarsi alle dure condizioni della nicchia (27). Lo scambio di materiale genetico si verifica durante lo stato di *carriage*, quando tanti ceppi di meningococchi che hanno co-colonizzato la nicchia possono anche convivere con altri germi patogeni e non patogeni (27).

Gli effetti dei **vaccini polisaccaridici** sulla colonizzazione dei meningococchi sono, nella migliore delle ipotesi, transitori poiché i livelli degli anticorpi cadono rapidamente ai livelli pre-vaccinali e sono insufficienti per prevenire la colonizzazione della mucosa (36). Con i **vaccini coniugati** si ottengono risposte migliori (37), poiché gli anticorpi presenti nella mucosa incidono sulla colonizzazione (27). *Maiden et coll.* (38) hanno dimostrato nel Regno Unito, nel 2002, che la prevalenza del *carriage* del MenC, valutata un anno dopo la vaccinazione degli adolescenti, passava dallo 0,45% allo 0,15% (riduzione del 67%). All'epoca però non si erano verificate le situazioni attuali che affliggono il Regno Unito.

Le analisi MLST hanno confermato l'estrema diversità dei meningococchi nei carrier e fornito evidenze che la popolazione meningococcica in questi portatori sani comprendeva un numero di cloni che hanno avuto successo e si sono diffusi geograficamente (27). In molti casi, una relazione commensale con un ceppo può durare anche 5-6 mesi e la sostituzione del clone si verifica durante il trasporto a lungo termine, anche se di rado (27). Però, la colonizzazione simultanea da parte di cloni multipli pone a rischio di ricombinazione reciproca e può generare nuovi genotipi che si possono selezionare all'interno della nicchia del nasofaringe. Inoltre, la **linea ipervirulenta ST è rara, è raramente rappresentata nei carrier** e le fluttuazioni dell'incidenza di IMD, provocate da questo complesso clonale, non sembrano riflettere una variazione nello stato di *carriage* nella popolazione. I cloni ipervirulenti hanno una variabile capacità di stabilire relazioni commensali con l'ospite con **i ceppi ST-11 che sembrano cattivi colonizzatori**. Viceversa, alcuni cloni quali gli ST-23 stabiliscono facilmente relazioni commensali con l'ospite (27).

Il sierogruppo B predomina negli isolati di pazienti e carrier, con percentuali del 30% nei carrier e del 30-75% nei pazienti (27). Il sierogruppo C si associa alla malattia 14 volte di più rispetto all'associazione vista con il B, associazione che è meno forte con il sierogruppo Y (16). Anche i LOS identificati nei ceppi dei carrier differiscono da quelli espressi dai pazienti (39).

I complessi ST-11, ST-32 and ST-269 si associano positivamente alla malattia, mentre i complessi ST-23 ed ST-35 si associano positivamente ai carrier (27). L'associazione ST-11 con la malattia e l'associazione di ST-23 con il *carriage* erano altamente significative (16).

Esiste un'importante osservazione: **la percentuale dei portatori sani non può essere usata per prevedere i cambiamenti nell'epidemiologia della IMD**, come non può essere usata la percentuale dei cloni ipervirulenti per correlarla direttamente alla IMD

(27). **La ricombinazione è la forza trainante insita nel genoma dei meningococchi** (40, 41).

In definitiva, la trasformazione che consegue allo scambio orizzontale di materiale genetico tra *N. meningitidis* deve avvenire nella nicchia colonizzata da diversi cloni. I ceppi con il complesso clonale ST-23 sono ottimi colonizzatori e si trasmettono facilmente ai contatti. Viceversa, i ceppi con il complesso ST-11 (formalmente ET-37) erano riscontrati raramente nei carrier (42, 43). Forse i ceppi ST-11 si trasmettono con facilità per bilanciare il basso tempo di permanenza nei carrier (44). C'è una forte associazione tra i ceppi con il complesso ST-11 e l'espressione della capsula da parte del sierogruppo C (43) che può assicurare la *fitness* del clone controbilanciando il ridotto tempo di trasporto nel carrier (27).

Schedule vaccinali

Tutte le notizie che in questa sezione vi riporto sono idee altrui e non saranno in nessun modo oggetto di mio commento. Vi riporto quella parte della storia che conosco, in merito alle campagne vaccinale fin qui adottate globalmente. **La schedula per i bambini che sono a più alto rischio di IMD** è la prima usata con il vaccino MenC (45). Con questa schedula si fanno tante dosi, i costi aumentano, la protezione non insorge alla prima dose e la scarsa durata dell'immunità evocata dal vaccino richiede dosi di richiamo (46). La vaccinazione dei lattanti e dei piccoli bambini, senza una concomitante vaccinazione *catch-up*, da eseguire nelle fasce di età più grandi, **non induce immunità di gregge**. Questa strategia non incide in misura significativa sullo stato di portatore e sulla trasmissione da persona a persona del batterio (8).

In genere **la campagna di recupero vaccinale** (*Catch-up campaign*) **si fa all'inizio della campagna vaccinale**. In UK ed Olanda è stata effettuata con il MenC per fornire una rapida protezione alla fascia di età più a rischio IMD, durante una fase epidemica (45, 47). Diverse Nazioni hanno aggiunto una dose di vaccino antimeningococco agli adolescenti a completamento della schedula per i piccoli bambini. Lo scopo era quello di contrastare la rapida evanescenza dell'immunità indotta dalla vaccinazione nei piccoli bambini, che è collegata alla caduta dei livelli degli anticorpi protettivi nei confronti dell'IMD (46, 48).

Negli USA, hanno provato a vaccinare solo gli adolescenti con un vaccino MenACWY a partire dal 2007 (49). Sono arrivati al 2009 con una copertura del 50% circa, senza una dimostrata *herd immunity* (49, 50). Nel 2010 si passa ad una dose booster per gli adolescenti a causa dell'evidenza che l'immunità stava svanendo (51, 52). Si arriva lentamente al 2013 dove la copertura degli adolescenti con almeno una dose di vaccino MenACWY era di circa il 75% **senza evidenza di protezione di gregge** (49, 50).

In risposta all'evidenza dell'evanescenza dell'immunità negli adolescenti vaccinati con il vaccino MenC (53), nel 2013 il Regno Unito ha aggiunto la vaccinazione a 14-15 anni di età (54). Poi entra in scena un'epidemia da sierogruppo W nell'Inghilterra e nel Galles e le autorità locali (*U.K. Joint Committee on Vaccination and Immunisation*) raccomandano la vaccinazione degli adolescenti con vaccino MenACWY-TT da iniziare ad agosto 2015 (55). Si cerca di vaccinare gli adolescenti di 13 anni e gli adulti di 18 nei prossimi 2 anni. L'obiettivo del programma è l'induzione è della protezione di gregge con aspettati benefici da estendersi alle altre fasce di età (55).

La strategia di **vaccinare un ristretto gruppo di persone**, come il vaccinare una specifica popolazione in corso di epidemia (gli studenti di un college), può conseguire il successo di contenere una epidemia locale, ma non produce effetti al di fuori degli individui vaccinati, ed è altamente sfavorevole il bilancio costo/beneficio nelle aree dove l'incidenza della IMD è bassa (56, 57).

Modelli di studio suggeriscono che i migliori risultati si ottengono combinando la vaccinazione dei piccoli bambini con quella degli adolescenti (58-60). Un migliore effetto sull'incidenza dell'IMD si ottiene nei modelli se si riesce a conseguire una protezione di gregge e quando la dose somministrata all'adolescente offre una protezione più ampia utilizzando un vaccino MenACWY, piuttosto che il solo MenC (8). Per il vaccino MenB non ci sono dati di efficacia, protezione crociata, impatto sui portatori e protezione a lungo termine nella varie fasce di età, che influenzano tutti la schedula vaccinale (8).

Concludendo, non si sa in quale misura una campagna vaccinale possa distruggere l'habitat naturale, incidere su trasmissione e portatori e compromettere o modificare i normali scambi genetici orizzontali che avvengono in nasofaringe (8).

Bibliografia

1- Bartolozzi G. Vaccini e vaccinazioni. Capitolo 26; Meningococco: 693-749. Elsevier. Terza Edizione, 2012.

2- González Enríquez J, Comas LG, Alcaide Jiménez JF, Sáenz Calvo A, Conde Olasagasti J. Eficacia de la vacuna meningococica de polisacarido capsular del grupo C. Rev Exp Salud. 1997, 71: 103-116.

3- Granoff DM, Pollard AJ. Reconsideration of the use of meningococcal polysaccharide vaccine. Pediatr Infect Dis J. 2007 Aug; 26 (8): 716-22.

4- Poolman J, Borrow R. Hyporesponsiveness and its clinical implications after vaccination with polysaccharide or glycoconjugate vaccines. Expert Rev Vaccines. 2011 Mar; 10 (3): 307-22.

5- Edwards EA, Devine LF, Sengbusch GH, Ward HW. Immunological investigations of meningococcal disease. III. Brevity of group C acquisition prior to disease occurrence. Scand. J. Infect. Dis. 1977, 9 (2): 105–110.

6- Andersen J, Berthelsen L, Jensen BB, Lind I. Surveillance of cases of meningococcal disease associated with military recruits studied for meningococcal carriage. Scand. J. Infect. Dis. 2000, 32 (5): 527–531.

7- Auckland C, Gray S, Borrow R et al. Clinical and immunologic risk factors for meningococcal C conjugate vaccine failure in the United Kingdom. J. Infect. Dis. 2006, 194 (12): 1745–1752.

8- Vetter V, Baxter R, Denizer G, Sáfadi MAP, Silfverdal SA, Andrew Vyse A, Borrow R. Routinely vaccinating adolescents against meningococcus: targeting transmission & disease. Expert Rev Vaccines. 2016 May 3; 15(5): 641–658.

9- Jordens JZ, Williams JN, Jones GR, et al. Development of immunity to serogroup B meningococci during carriage of Neisseria meningitidis in a cohort of university students. Infect Immun. 2004; 72: 6503–6510.

10- Goldschneider I, Gotschlich EC, Artenstein MS. Human immunity to the meningococcus. II. Development of natural immunity. J Exp Med. 1969; 129: 1327–1348.

11- Yazdankhah SP, Caugant DA. Neisseria meningitidis: an overview of the carriage state. J Med Microbiol. 2004; 53: 821–832.

12- Beddek AJ, Li M-S, Kroll JS, et al. Evidence for capsule switching between carried and disease-causing Neisseria meningitidis strains. Infect Immun. 2009; 77: 2989–2994.

13- Lipsitch M, O'Hagan JJ. Patterns of antigenic diversity and the mechanisms that maintain them. J R Soc Interface. 2007; 4: 787–802.

14- Caugant DA, Maiden MCJ. Meningococcal carriage and disease: population biology and evolution. Vaccine. 2009; 27 (Suppl 2): B64–70.

15- Lemée L, Hong E, Etienne M, et al. Genetic diversity and levels of expression of factor H binding protein among carriage isolates of Neisseria meningitidis. PloS One. 2014; 9: e107240.

16- Yazdankhah SP, Kriz P, Tzanakaki G, et al. Distribution of serogroups and genotypes among disease-associated and carried isolates of Neisseria meningitidis from the Czech Republic, Greece, and Norway. J Clin Microbiol. 2004; 42: 5146–5153.

17- Pollard AJ, Ochnio J, Ho M, et al. Disease susceptibility to ST11 complex meningococci bearing serogroup C or W135 polysaccharide capsules, North America. Emerg Infect Dis. 2004; 10: 1812–1815.

18- Christensen H, May M, Bowen L, et al. Meningococcal carriage by age: a systematic review and meta-analysis. Review of studies of meningococcal carriage in industrialized countries. Lancet Infect Dis. 2010; 10: 853–861.
19- Soriano-Gabarró M, Wolter J, Hogea C, et al. Carriage of Neisseria meningitidis in Europe: a review of studies undertaken in the region. Expert Rev Anti Infect Ther. 2011; 9: 761–774.
20- Jordens JZ, Williams JN, Jones GR, et al. Detection of meningococcal carriage by culture and PCR of throat swabs and mouth gargles. J Clin Microbiol. 2002; 40: 75–79.
21- MacLennan J, Kafatos G, Neal K, et al. Social behavior and meningococcal carriage in British teenagers. Emerg Infect Dis. 2006; 12: 950–957.
22- Harrison LH, Kreiner CJ, Shutt KA, et al. Risk factors for meningococcal disease in students in grades 9–12. Pediatr Infect Dis J. 2008; 27: 193–199.
23- Trotter CL, McVernon J, Ramsay ME, et al. Optimising the use of conjugate vaccines to prevent disease caused by Haemophilus influenzae type b, Neisseria meningitidis and Streptococcus pneumoniae. Vaccine. 2008; 26: 4434–4445.
24- De Wals P, Deceuninck G, Boulianne N, et al. Effectiveness of a mass immunization campaign using serogroup C meningococcal conjugate vaccine. JAMA. 2004; 292: 2491–2494.
25- Ramsay ME, Andrews N, Kaczmarski EB, et al. Efficacy of meningococcal serogroup C conjugate vaccine in teenagers and toddlers in England. Lancet. 2001, 357: 195–196.
26- Garrido-Estepa M, León-Gómez I, Herruzo R, et al. Changes in meningococcal C epidemiology and vaccine effectiveness after vaccine introduction and schedule modification. Vaccine. 2014, 32: 2604–2609.
27- Dominique A. Caugant, Georgina Tzanakaki & Paula Kriz. Lessons from meningococcal carriage studies. FEMS Microbiol Rev. 2007, 31: 52–63.
28- Robinson K, Neal KR, Howard C et al. Characterization of humoral and cellular immune responses elicited by meningococcal carriage. Infect Immun. 2002, 70: 1301–1309.
29- Horton RE, Stuart J, Christensen H, Borrow R, Guthrie T, Davenport V & Finn AThe ALSPAC Study Team.Williams NA & Heyderman RS. Influence of age and carriage status on salivary IgA to Neisseria meningitidis. Epidemiol Infect. 2005, 133: 883–889.
30- Griffiss JM. Mechanism of host immunity. Meningococcal Disease (Cartwright K, ed), 1995: pp. 36–70. JohnWiley & Sons, Ltd, Chichester, UK.
31- Jones GR, Christodoulides M, Brooks JL, Miller AR, Cartwright KA & Heckels JE. Dynamics of carriage of Neisseria meningitidis in a group of military recruits: subtype stability and specificity of the immune response following colonization. J Infect Dis. 1998, 178: 451–459.
32- Kriz P, Kriz B, Svandova E & Musilek M. Antimeningococcal herd immunity in the Czech Republic – influence of an emerging clone. Neisseria meningitidis ET-15/37. Epidemiol Infect.1999, 123: 193–200.
33- Raghunathan PL, Jones JD, Tiendrebeogo SR et al. Predictors of immunity after a major serogroup W-135 meningococcal disease epidemic, Burkina Faso, 2002. J Infect Dis.2006, 193: 607–616.
34- Kuzemenska P, Burian V & Hausenblasova M. Circulation of N. meningitidis in a child community. J Hyg Epid Microb Immunol. 1978, 22: 90–107.
35- Broome CV. The carrier state: Neisseria meningitidis. J Antimicrob Chemother.1986, 18 (Suppl. A): 25–34.
36- Jodar L, Feavers IM, Salisbury D & Granoff DM. Development of vaccines against meningococcal disease. The Lancet.2002, 27: 1499–1508.
37- Zhang Q, Choo S, Everard J, Jennings R & Finn A. Mucosal immune responses to meningococcal group C conjugate and group A and C polysaccharide vaccines in adolescents. Infect Immun. 2000, 68: 2692–2697.
38- Maiden MCJ. Dynamics of bacterial carriage and disease: lessons from the meningococcus. Hot Topics in Infection and Immunity in Children (Pollard AJ,McCracken GH Jr & Finn A, eds), 2004. pp. 23–29. Kluwer Academic/Plenum Publishers, New York.
39- Poolman JT, van der Ley PA &Tommassen J. Surface Structure and secreted products of meningococci. Meningococcal Disease (Cartwright K, ed), 1995: pp. 21–34. John Wiley & Sons, Ltd, Chichester, UK.
40- Feil EJ, Maiden MC, Achtman M & Spratt BG. The relative contributions of recombination and mutation to the divergence of clones of Neisseria meningitidis. Mol Biol Evol. 1999, 16: 1496–1502.
41- Jolley KA, Wilson DJ, Kriz P, McVean G & Maiden MC. The influence of mutation, recombination, population history, and selection on patterns of genetic diversity in Neisseria

meningitidis. Mol Biol Evol.2005, 22: 562–569
42- Caugant DA, Kristiansen BE, Frholm LO, Bvre K & Selander RK. Clonal diversity of Neisseria meningitidis from a population of asymptomatic carriers. Infect Immun.1988, 56: 2060–2068.
43- Claus H, Maiden MC, Wilson DJ, McCarthy ND, Jolley KA, Urwin R, Hessler F, Frosch M & Vogel U. Genetic analysis of meningococci carried by children and young adults. 2005.
44- Moxon ER & Jansen VAA. Phage variation: understanding the behaviour of an accidental pathogen. Trends Microbiol.2005, 13: 563–565.
45- Miller E, Salisbury D, Ramsay M. Planning, registration, and implementation of an immunisation campaign against meningococcal serogroup C disease in the UK: a success story. Vaccine. 2001; 20 (Suppl 1): S58–67.
46- Trotter CL, Andrews NJ, Kaczmarski EB, et al. Effectiveness of meningococcal serogroup C conjugate vaccine 4 years after introduction. Lancet. 2004; 364: 365–367.
47- Kaaijk P, Van Der Ende A, Berbers G. Is a single dose of meningococcal serogroup C conjugate vaccine sufficient for protection? Experience from the Netherlands. BMC Infect Dis. 2012; 12: 35.
48- Auckland C, Gray S, Borrow R, et al. Clinical and immunologic risk factors for meningococcal C conjugate vaccine failure in the United Kingdom. J Infect Dis. 2006; 194: 1745–1752
49- Cohn AC, MacNeil JR, Clark TA. Prevention and control of meningococcal disease: recommendations of the Advisory Committee on Immunization Practices (ACIP) MMWR. 2013; 62: 1–28.
50- Elam-Evans LD, Yankey D, Jeyarajah J, et al National, regional, state, and selected local area vaccination coverage among adolescents aged 13–17 years: United States, 2013. MMWR Morb Mortal Wkly Rep. 2014; 63: 625–633.
51- Baccarini C, Ternouth A, Wieffer H. The changing epidemiology of meningococcal disease in North America 1945–2010. Hum Vaccin Immunother. 2013; 9: 162–171.
52- Capua T, Katz JA, Bocchini JA. Update on adolescent immunizations: elected review of US recommendations and literature. Curr Opin Pediatr. 2013; 25: 397–406.
53- Ishola DA, Borrow R, Findlow H, et al. Prevalence of serum bactericidal antibody to serogroup C Neisseria meningitidis in England a decade after vaccine introduction. Clin Vaccine Immunol. 2012; 19: 1126–1130.
54- Meningococcal C conjugate vaccine: advice for healthcare practitioners - Publications - https://www.gov.uk/government/publications/meningococcal-c-conjugate-vaccineadvice-for-healthcare-practitioners
55- Campbell H, Saliba V, Borrow R. Targeted vaccination of teenagers following continued rapid endemic expansion of a single meningococcal group W clone (sequence type 11 clonal complex), United Kingdom. Euro Surveill Bull. 2015: 20.
56- Scott RD, Meltzer MI, Erickson LJ. Vaccinating first-year college students living in dormitories for meningococcal disease: an economic analysis. Am J Prev Med. 2002; 23: 98–105.
57- Jackson LA, Schuchat A, Gorsky RD. Should college students be vaccinated against meningococcal disease? A cost-benefit analysis. Am J Public Health. 1995; 85: 843–845.
58- Christensen H, Trotter CL, Hickman M, et al. Re-evaluating cost effectiveness of universal meningitis vaccination (Bexsero) in England: modelling study. BMJ. 2014; 349: g5725.
59- Ortega-Sanchez IR, Meltzer MI, Shepard C, et al. Economics of an adolescent meningococcal conjugate vaccination catch-up campaign in the United States. Clin Infect Dis. 2008; 46: 1–13.
60- Shepard CW, Ortega-Sanchez IR, Scott RD 2nd, et al. Cost-effectiveness of conjugate meningococcal vaccination strategies in the United States. Pediatrics. 2005; 115: 1220–1232.

Girolamo Giannotta è nato a Staiti (RC) nel 1957 e vive a Nicotera (VV).

Medico pediatra specializzato presso l'Istituto Gaslini di Genova nel 1991.

È autore di numerose pubblicazioni scientifiche in tema di nutrizione del lattante e di quattro libri:

1- *"La nutrizione del lattante: il divezzamento"* (1997).

2- *"I disregolatori endocrini ambientali: una correlazione tra dieta e tumori"* (2004).

3- *"Da brigante ad emigrante: tutta un'altra storia"* (2012).

4- *"Le sindromi cliniche post-vaccinali da vaccini anti-HPV"* (2015).

È stato relatore al recente Congresso Internazionale sulle Malattie Autoimmuni, svoltosi a Lipsia ad Aprile 2016, dove ha presentato l'ipotesi di una nuova sindrome infiammatoria post-vaccinale, compresa nella sindrome ASIA, ma determinata dalle citochine pro-infiammatorie espresse in seguito alla vaccinazione con vaccini anti-HPV.

www.ingramcontent.com/pod-product-compliance
Lightning Source LLC
Chambersburg PA
CBHW070028210526
45170CB00012B/294
* 9 7 8 1 5 4 1 2 7 4 1 2 9 *